Karl P. Paul   Asthma bei Kindern

Springer
Berlin
Heidelberg
New York
Barcelona
Budapest
Hongkong
London
Mailand
Paris
Santa Clara
Singapur
Tokio

Karl P. Paul

Asthma
bei Kindern

Hilfen für Eltern
und Kind

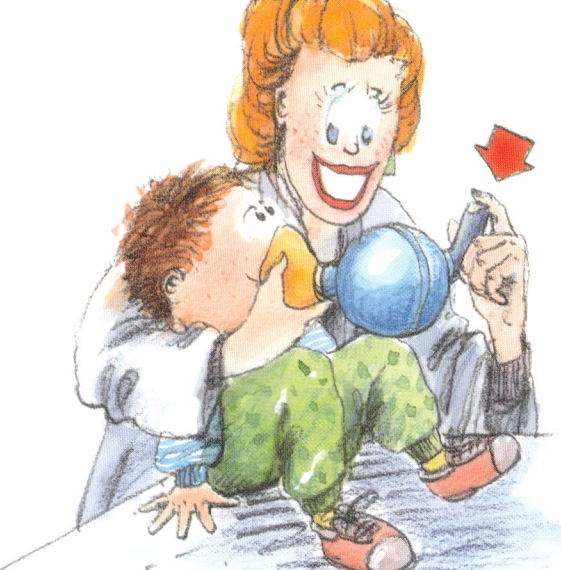

Mit 79 farbigen Zeichnungen
von Armin Mayr

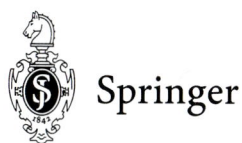

Springer

Professor Dr. Karl P. Paul
Charité
Campus Virchow-Klinikum
Klinik für Pädiatrie m.S. Pneumologie/Immunologie
Augustenburger Platz 1
13353 Berlin

Die Drucklegung und die Ausstattung des Buches wurden unterstützt durch den Arbeitskreis Patienten-schulung, Klinge Pharma.

ISBN 3-540-61920-8 2. Aufl. Springer Verlag
Berlin Heidelberg New York

ISBN 3-540-53965-2 1. Aufl. Springer-Verlag
Berlin Heidelberg New York

Die Deutsche Bibliothek – CIP-Einheitsaufnahme

Paul, Karl P.: Asthma bei Kindern: Informationen für Eltern und Kinder/ Karl P. Paul. Mit farb. Zeichn. von Armin Mayr. – 2., überarb. und erw. Aufl. – Berlin ; Heidelberg ; New York ; London ; Paris ; Tokyo ; Hong Kong ; Barcelona ; Budapest : Springer, 1998
    ISBN 3-540-61920-8

Satz: Satz- und Reprotechnik GmbH, 69502 Hemsbach
Druck und Bindearbeiten: Druckhaus Beltz,
69502 Hemsbach/Bergstraße

SPIN: 10711653   26/3134 – 5 4 3 2 1 – Gedruckt auf säurefreien Papier

Für Daniel und Jens

Inhaltsverzeichnis

4 Allgemeine Ratschläge

5 Anhang

Einleitung und Hinweise zum Gebrauch

5-10% aller Kinder leiden zumindest vorübergehend an Asthma bronchiale. Bei den heutigen Behandlungsmethoden sind ernste krankheitsbedingte Einschränkungen inakzeptabel. Von den Eltern und mit zunehmendem Alter auch von den Betroffenen selbst wird aber immer mehr Selbständigkeit in der Therapiesteuerung und Verantwortlichkeit bei Entscheidungen „vor Ort" erwartet. Voraussetzung ist ein hohes Maß an Kompetenz auf Seiten der Patienten. Dem Bedürfnis nach umfassender Information über die Krankheit ist in der Sprechstunde oder auch bei der Patientenschulung kaum nachzukommen. Nur so erklärt sich, daß von der 1. Auflage fast 40000 Exemplare die Patienten erreichten.

Das Buch kann und soll keineswegs das persönliche ärztliche Gespräch über die individuelle Diagnostik und Therapie ersetzen, sondern nur anregen und vertiefen.

Neben den unmittelbar Betroffenen wendet es sich aber auch an andere Interessierte, wie Beschäftigte im Pflegebereich, Lehrer, Trainer, Leiter von Jugendgruppen, Mitarbeiter in Kindergärten und Gesundheitsämtern.

Der Inhalt konzentriert sich auf 4 Schwerpunkte:

- Atmung im Normalzustand und beim Asthma,
- ärztliche Untersuchungen als Grundlage für einen Behandlungsplan,
- Wirkungsweise und Anwendung der Medikamente,
- Ratschläge zum Umgang mit der Krankheit.

Das „Asthmalexikon" mit Stichwortverzeichnis im Anhang übersetzt ärztliche Fachausdrücke und erleichtert das schnelle Nachschlagen im Text. Im Buch selbst sind Querverweise besonders gekennzeichnet.

Der Druck und die Ausstattung wurden durch den „Arbeitskreis Patientenschulung" ermöglicht. Dem Springer-Verlag Dank für die rasche und großzügige Drucklegung auch der 2. Auflage, Herrn A. Mayr für die Illustrationen, zahlreichen Freunden, Patienten, Kollegen und Mitarbeitern für die Durchsicht und Gelegenheit zu lernen. Um den Text kürzer zu gestalten, stehen Begriffe wie „Patient" oder „Arzt" für Personen beiderlei Geschlechts.

Ich wünsche Ihnen bei der Lektüre viel Freude

Berlin, im Sommer 1997   K. Paul

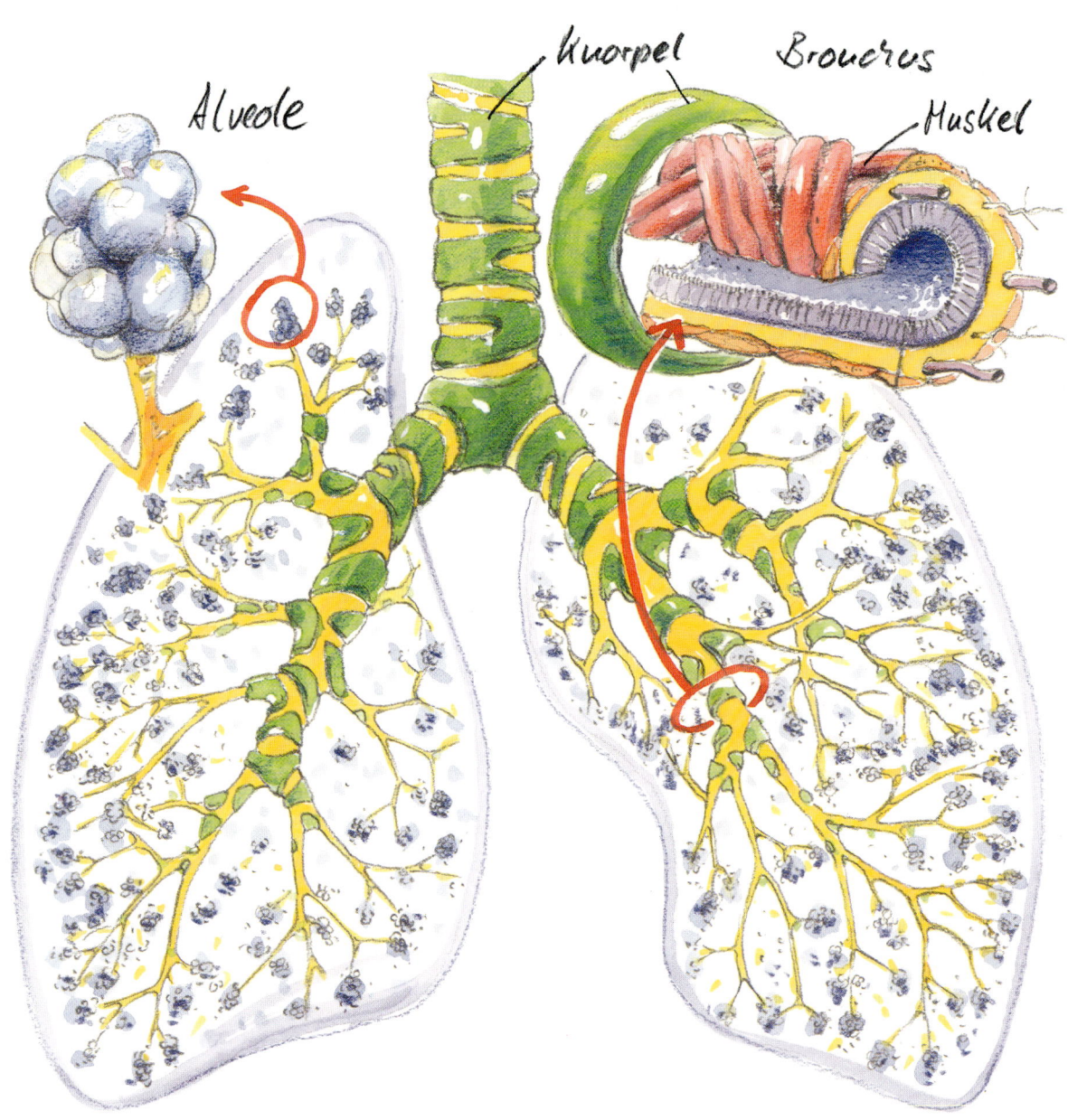

Alveole

Knorpel

Bronchus

Muskel

1 Grundlagen

1.1 Wie sind die Atemwege aufgebaut?

Ziel der Atmung ist die Versorgung aller Organe des Körpers mit Sauerstoff. Über die Lunge wird Sauerstoff aus der Luft aufgenommen und Kohlensäure abgegeben. Der Transport spielt sich auf den Atemwegen ab. Der Name „Asthma bronchiale" ist gleichbedeutend mit erschwerter Atmung durch eine Verengung der Atemwege. Es lohnt sich daher, den Ort des Geschehens näher zu betrachten.

1.1.1 Der „Bronchialbaum"

Die Atemwege führen vom Mund und von der Nase über den Kehlkopf in die Luftröhre (Trachea) und verzweigen sich ähnlich wie die Krone eines Baumes mit immer kleineren Verästelungen (Bronchien und Bronchiolen) in beiden Lungenflügeln.

Endstation des Luftstroms sind ca. 100 Millionen Lungenbläschen (Alveolen). Trotz des geringen Durchmessers einer Alveole von etwa 0,16 mm würden alle Alveolen eines erwachsenen Menschen ausgebreitet etwa 80 m² Fläche bedecken. Dies entspricht etwa der Ausdehnung eines halben Tennisplatzes.

Wie in einem riesigen Hafen wird in den Alveolen Sauerstoff aus den Luftwegen auf die roten Blutkörperchen umgeladen, um im Kreislauf des Körpers weiter zum Herzen und von dort zu den anderen Organen transportiert zu werden. Die Kraftwerke aller Zellen benötigen Sauerstoff zur Energiegewinnung. Dabei entsteht als Abfallprodukt Kohlensäure, die ins Blut zurückgegeben wird. In den Alveolen wird Kohlensäure aus dem Blut an die Atemwege zum Abtransport aus der Lunge abgege-

ben. Das mit Sauerstoff beladene Blut ist hellrot, das sauerstoffarme Blut blau.

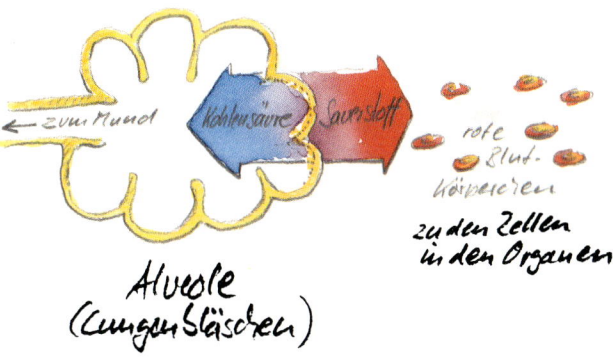

1.1.2 Einatmen und Ausatmen

Zur Atmung gehört als Motor die Atemmuskulatur. Dazu zählen Muskeln des Halses, des Brustkorbs und v. a. das Zwerchfell. Bei der Einatmung erweitern sie den Brustkorb: Sie erzeugen damit einen Sog (Unterdruck) ähnlich wie bei einem Blasebalg:

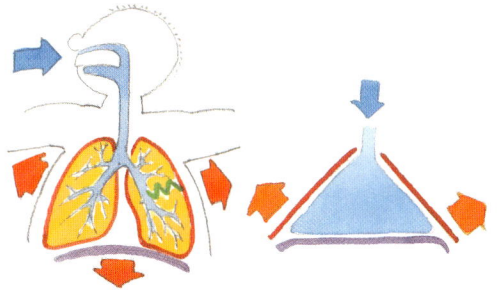

Die Atemwege erweitern sich, die sauerstoffhaltige Luft strömt bis in die Alveolen. Durch die Erweiterung des Brustkorbs werden die elastischen Fasern der Lunge wie bei einer Ziehharmonika gedehnt. Bei der Ausatmung entspannt sich die Atemmuskulatur, die Lunge zieht sich unter dem Einfluß elastischer Fasern zusammen: Die „verbrauchte" sauerstoffarme und kohlensäurehaltige Luft entweicht.

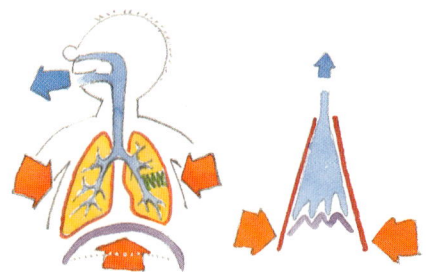

1.1.3 Die „Innenarchitektur" der Bronchien

Das Gerüst des Bronchialbaums bilden, wie auf dem Übersichtsbild am Anfang des Buches dargestellt, Knorpelspangen sowie ring- bzw. geflechtförmig angeordnete Muskelfasern. Dieser Aufbau verleiht Stabilität und Geschmeidigkeit.

Innen sind die Luftwege mit einem schützenden Belag, der Schleimhaut, ausgekleidet. Die Schleimhaut besitzt auf ihrer Oberfläche eine automatische Reinigungs- und Spülvorrichtung in Form von schleimproduzierenden Drüsen und Flimmerhärchen: Die mit der Atemluft eingedrungenen Teilchen werden „verflüssigt", d.h. locker und gleitfähig gemacht, und wie auf einem Förderband aus der Lunge in die Richtung des Mundes „gestrudelt".

Unter der Schleimhaut, im Binde- und Stützgewebe, liegen wie Kabel die Blutgefäße und Nerven. Nerven gehören zum Kommunikationssystem des Körpers. Sie vermitteln z.B. den Hustenreflex. Er trägt dazu bei, eingedrungene Partikel, Staub, Bakterien und Schleim zu entfernen. Aus den kleinen Blutgefäßen stammen weiße Blutzellen, die Abwehraufgaben gegenüber Erregern oder Fremdstoffen wahrnehmen und an Entzündungsvorgängen beteiligt sind (s. Abschn. 1.2).

Aufbau der Atemwege (Bronchien) von außen nach innen

- Flexible Knorpelspangen,
- glatte, ringförmig angeordnete Muskulatur,
- Bindegewebe mit Nerven und Blutgefäßen,
- Schleimhaut mit Schleimdrüsen und Flimmerhärchen.

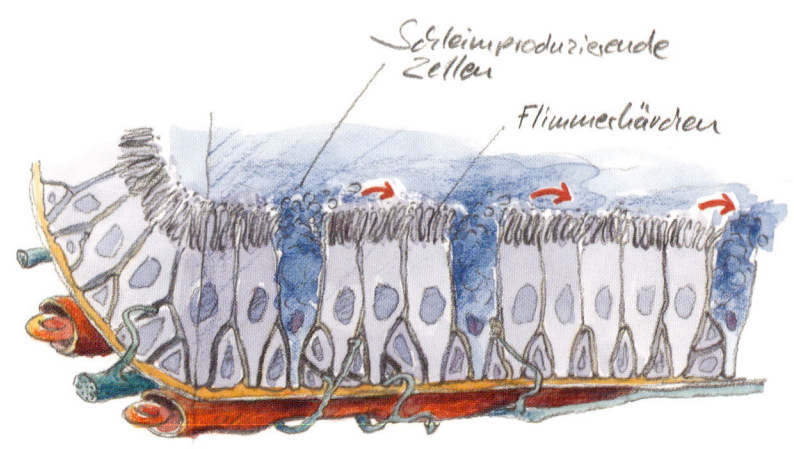

Schleimproduzierende Zellen

Flimmerhärchen

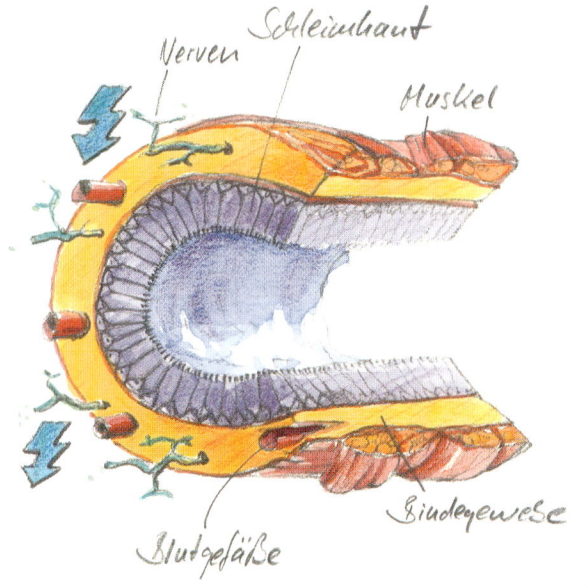

Schleimhaut
Nerven
Muskel
Bindegewebe
Blutgefäße

1.2 Was geht beim Asthma in der Lunge vor sich?

Die genaue Ursache des Asthma bronchiale ist noch nicht bekannt. Man nimmt an, daß Entzündungsvorgänge der Bronchialwand die Verengung der Atemwege herbeiführen. Den Ausgangspunkt bildet häufig eine Reizung der Schleimhaut, der Belag der Luftwege wird sozusagen „angegriffen". Nicht selten sind kleine Krankheitserreger wie Viren der erste Anstoß. Gleichzeitig treten Entzündungszellen auf den Plan und mischen sich ein. Es werden schädigende körpereigene Botenstoffe freigesetzt, welche

- eine Verkrampfung der Bronchialmuskulatur auslösen,
- für die Produktion besonders zähen, klebrigen Schleims sorgen,

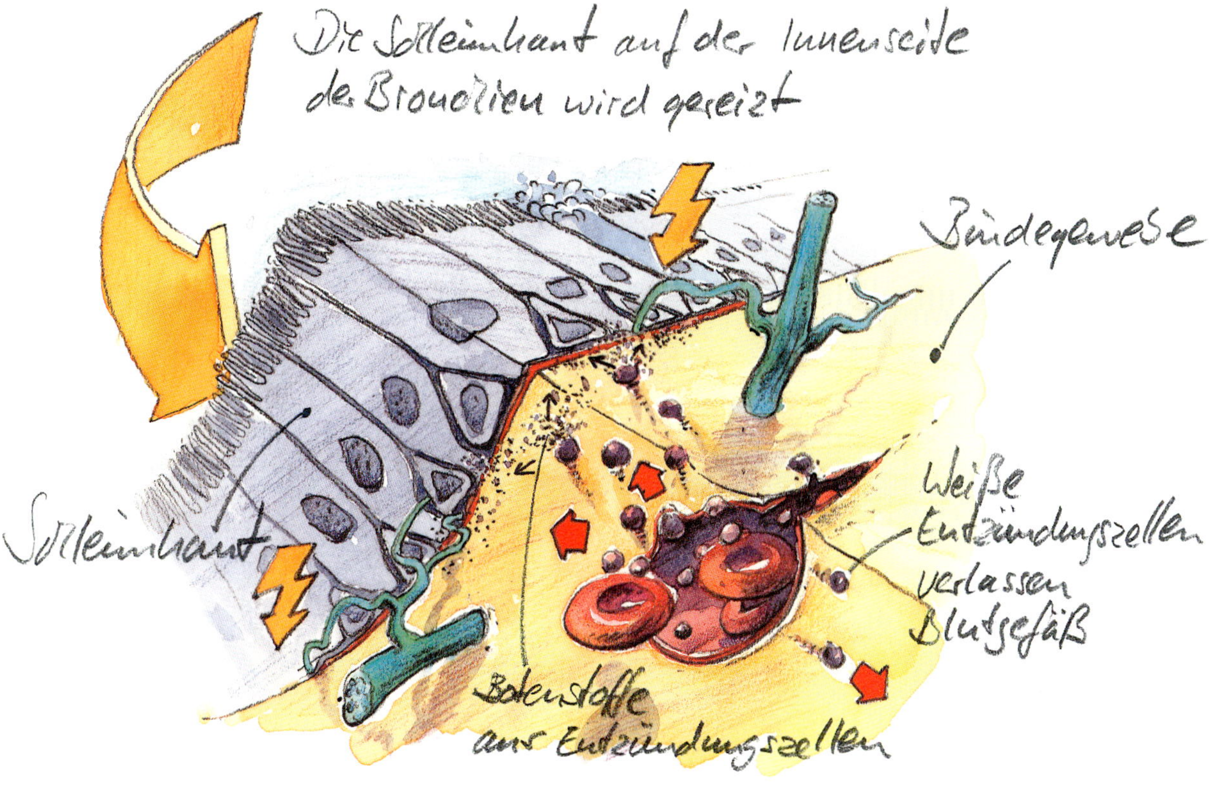

Die Schleimhaut auf der Innenseite der Bronchien wird gereizt
Bindegewebe
Schleimhaut
Weiße Entzündungszellen verlassen Blutgefäß
Botenstoffe aus Entzündungszellen

- zu einer Schwellung der Schleimhaut und Verdikkung der Bronchialwand führen,
- Nervenendigungen in der Bronchialschleimhaut erregen und
- weitere Entzündungszellen anlocken.

Damit schließt sich ein Teufelskreis. Bei Patienten mit Asthma bronchiale sind in der Wand der Bronchien mehr Entzündungszellen anzutreffen als bei Gesunden. Die Schleimhaut ist reizbarer. Die Nerven gehen schneller „auf Sendung". Die Bronchialmuskulatur steht unter Spannung und reagiert in kürzester Zeit mit einer deutlichen Verengung: Die Bronchien sind übererregbar!

Veränderungen der Atemwege (Bronchien) beim Asthma
- Entzündung (Bronchitis, Schleimhautschwellung, zäher Schleim),
- anfallsartige oder chronische Verengung (Spasmus, Obstruktion),
- Überempfindlichkeit gegenüber verschiedenen Auslösereizen (Hyperreagibilität).

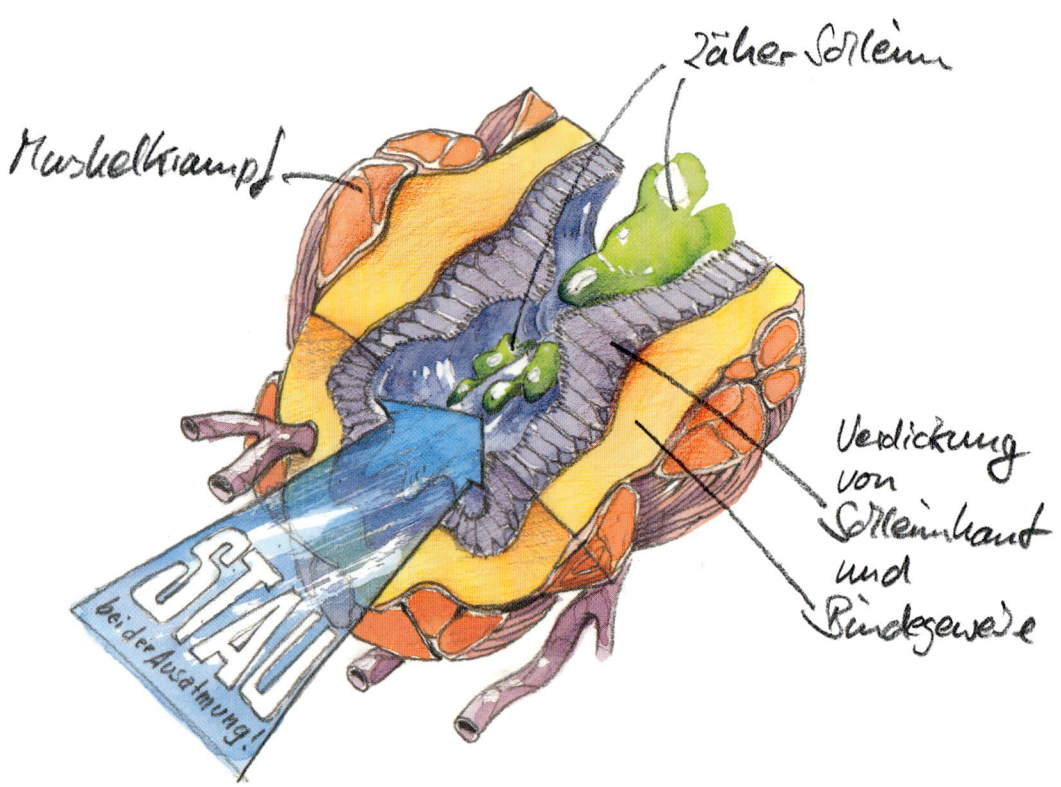

1.2.1 Wie beginnen die Beschwerden?

Nicht selten äußert sich die Erkrankung zu Beginn lediglich in Hustenattacken. Bei der Einatmung erweitern sich die Atemwege noch regelrecht. Die Ausatmung ist häufig bereits behindert, ohne daß dies vom Patienten wahrgenommen wird. Die Verlangsamung der Luftströmung kann mit Lungenfunktionsgeräten entdeckt werden (s. Abschn. 2.3).

1.2.2 Welche Asthmazeichen sind typisch?

Beim Vollbild eines Asthmaanfalls wird die Atmung angestrengt, wie man am „Hochziehen" der Schultern erkennen kann. Während der Ausatmung entstehen Geräusche. Das typische „Pfeifen", „Giemen" oder „Keuchen" ist zuerst mit dem Hörrohr (Stethoskop), später mit dem bloßen Ohr wahrnehmbar. An den Engstellen ruft zäher Schleim ein „Rasseln" hervor. Manchmal ist Asthma wegen dieses Geräuschs schwer von einer Lungenentzündung zu unterscheiden. Die „Verschleimung" ist nicht die Ursache, sondern eine Folge des Asthma bronchiale.

1.2.3 Wie entsteht die Atemnot bei einem Asthmaanfall?

- Die Ausatmung ist unvollständig.
- Die verbrauchte Luft staut sich in den Lungenbläschen.

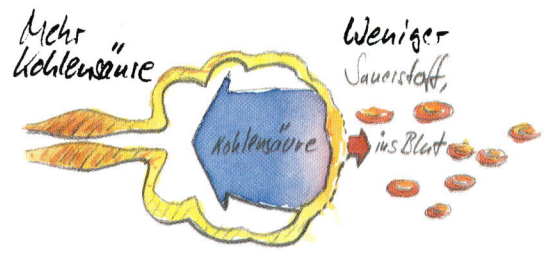

- Die roten Blutkörperchen können nicht ausreichend mit Sauerstoff beladen werden (s. Abschn. 1.1).
- Es entsteht Sauerstoffmangel.
- Der Patient versucht, schneller zu atmen.
- Da die Arbeit der Atemmuskulatur zunimmt, wird mehr Sauerstoff verbraucht und mehr Kohlensäure produziert.
- Die Lunge kann sich nicht mehr zusammenziehen, und der gesamte Brustkorb erscheint überbläht. Die Atembewegungen sind erschwert.
- Der Sauerstoffmangel kann so stark werden, daß der Patient alle Energie auf das Atmen allein konzentrieren muß. Die Atemmuskulatur ist in stärkstem Maße angestrengt.

Das Kind empfindet dies alles zusammen als Atemnot. Der Zeitraum zwischen den ersten Zeichen eines Asthmaanfalls bis zur Atemnot kann sich von Minuten bis zu Tagen erstrecken. Asthmabeschwerden können in jeder Phase zur Ruhe kommen oder unterbrochen werden. Es gibt aber v. a. wirkungsvolle Möglichkeiten, Beschwerden vorzubeugen (s. Abschn. 3.1 und 4.2), eine Verschlechterung rechtzeitig zu erkennen (s. Abschn. 2.5 und 3.3.1) und Atemnot zu verhindern (s. Abschn. 4.5 und 4.6).

**Typische Zeichen des Asthma bronchiale
(müssen nicht immer alle auftreten)**

- Husten, z. B. nachts und bei Belastung,
- Atemgeräusche: Pfeifen („Giemen"),
  Brummen und Rasseln, v. a. bei der Ausatmung,
- Kurzatmigkeit und schnelle Atmung,
- Schwierigkeit beim Ausatmen,
- Hochziehen der Schultern,
- Überblähung des Brustkorbs.

**Typische Zeichen des schweren Asthmaanfalls
(sollten möglichst vermieden werden)**

- Blaue Lippen,
- Atemnot,
- Unfähigkeit zu laufen oder zu sprechen.

Indirekte Zeichen des Asthma bronchiale

- Verlängerte Erholungsphase nach Infekten,
- rasche Ermüdbarkeit,
- mangelnde Belastbarkeit.

1.3 Auslöser von Asthmabeschwerden

Viele Faktoren unserer täglichen Umgebung können Asthma auslösen:

- Allergien,
- Infekte,
- psychische „Belastungen",
- körperliche Anstrengungen,
- unspezifische Reize (Rauchen, Wetter, Umwelt).

1.3.1 Allergien

Allergien spielen eine Schlüsselrolle beim kindlichen Asthma bronchiale. Allergie bedeutet soviel wie Überempfindlichkeit: Gemeint ist eine überschießende und fehlgesteuerte Abwehrreaktion gegen bestimmte körperfremde Stoffe, die man Allergene nennt. Die Neigung, Allergien zu entwickeln (Ato-

pie), ist gewissermaßen angeboren. Andere wichtige allergische Erkrankungen des Kindesalters sind die Neurodermitis (atopische Dermatitis, endogenes Ekzem), der Heuschnupfen, die Nesselsucht oder eine Überempfindlichkeit gegenüber Insektengift.

Die Wahrscheinlichkeit, eine allergische Erkrankung zu entwickeln, beträgt:

- Kein Elternteil hat eine Atopie   5–15%
- Ein Elternteil betroffen   20–40%
- Ein Geschwister betroffen   25–35%
- Beide Eltern betroffen   40–60%
- Beide Eltern dieselbe Erkrankung   60–80%

Allergene sind gewöhnlich mit dem bloßen Auge nicht sichtbar. Allergene führen in den Abwehrzellen des Körpers zur Bildung von sog. „Antikörpern" der Klasse E. Da diese Antikörper aus körpereigenen Eiweißen aufgebaut sind und der Abwehr dienen, heißen sie Immunglobuline der Klasse E oder in der Kurzform IgE. Alle Menschen produzieren IgE-Antikörper. Personen mit Neigung zu Allergien bilden jedoch aus bislang ungeklärter Ursache mehr und schneller IgE-Antikörper, und diese sind länger im Blut nachweisbar. IgE-Antikörper aktivieren blut- und gewebeständige Entzündungszellen zur Freisetzung von entzündungsfördernden Botenstoffen (s. Abschn. 1.2). Wenn Allergene von allergischen Personen eingeatmet werden und von körpereigenen Abwehrzellen erkannt werden, werden Entzündungszellen aktiviert. Diese setzen die Botenstoffe frei, die zum Asthma führen (s. Abschn. 1.2). Da IgE-Antikörper die Allergene wiedererkennen, zeigen sich bei wiederholtem Kontakt an der Haut und an den Schleimhäuten innerhalb kurzer Zeit Zeichen der allergischen Entzündung: Juckreiz, Rötung, Schleimbildung und Schwellung. Die Zeitdauer bis zum Auftreten der asthmatischen Reaktion nach Kontakt mit Allergenen reicht von Minuten („Frühreaktion") bis zu Stunden („Spätreaktion"). Die Beschwerdedauer ist unterschiedlich lang. Da durch den Allergenkontakt eine Entzündung in Gang gesetzt wird, führen für einige Tage oder sogar Wochen auch andere Auslö-

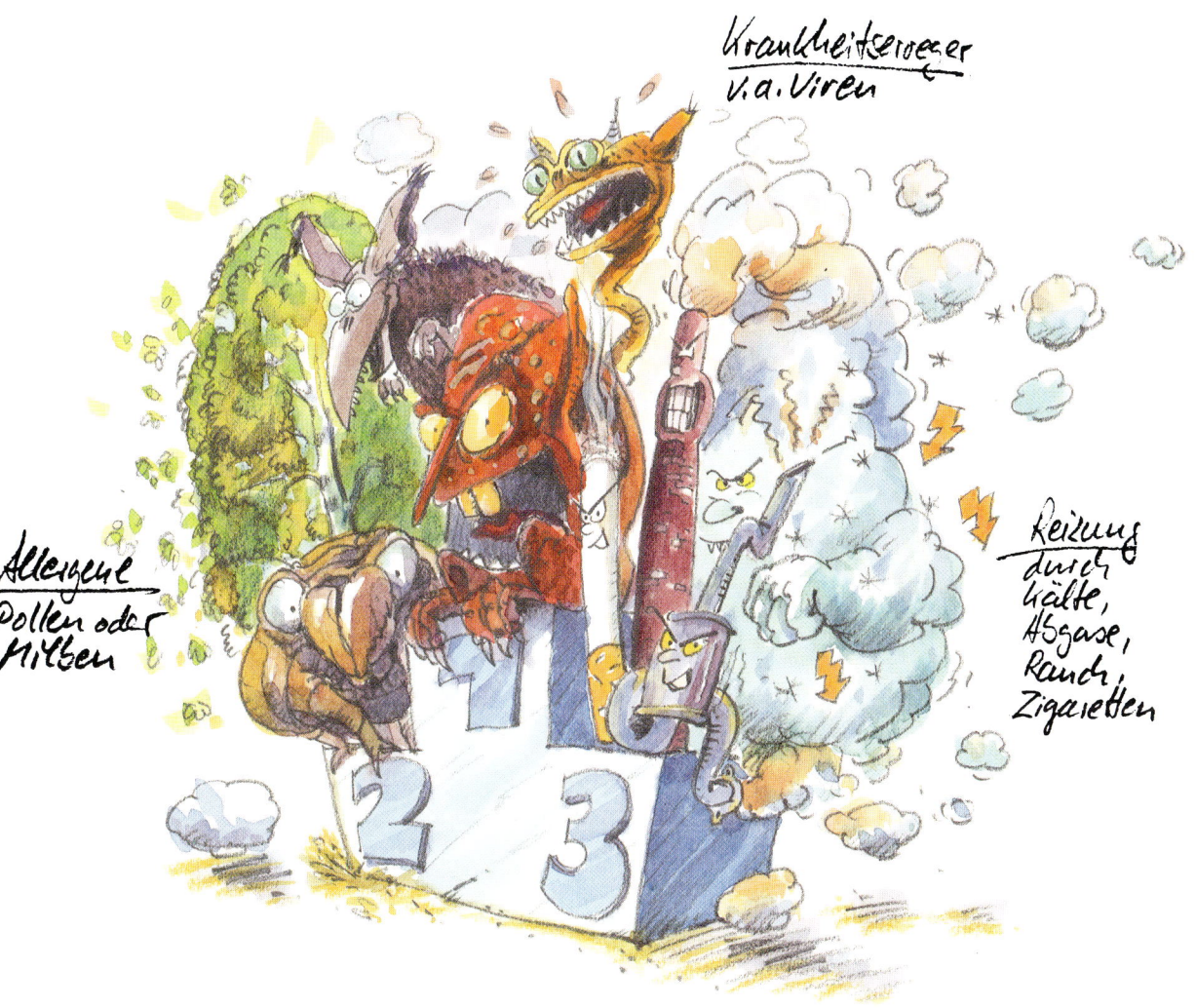

(Handschriftliche Beschriftungen in der Illustration:)

Krankheitserreger v. a. Viren

Allergene Pollen oder Milben

Reizung durch Kälte, Abgase, Rauch, Zigaretten

Allergische Reaktion

- IgE-Antikörper in der Schleimhaut lösen bei Kontakt mit dem Allergen eine Entzündung aus, die sich z. B. in Hautrötung, Schleimhautschwellung, Niesen, Hustenreiz und Luftnot äußert.
- Wenn diese allergische Reaktion innerhalb von Minuten abläuft, nennt man sie *Sofortreaktion*.
- Entwickelt sich eine allergische Reaktion innerhalb von Stunden und Tagen, nennt man sie *verzögerte* oder *Spätreaktion*.

Allergische Erkrankungen

- Heuschnupfen,
- Asthma bronchiale,
- Nesselsucht,
- Magen-Darmerkrankungen (Nahrungsmittelallergien),
- atopische Dermatitis (Neurodermitis, atopisches Ekzem).

ser leichter zu Beschwerden. Die häufigsten Allergene mit Einfluß auf das Asthma im Kindesalter stammen von Hausstaubmilben, Pollen und Haustieren. Nahrungsmittel können zwar in bis zu 30% an der Auslösung von Nesselsucht und Neurodermitis beteiligt sein, lösen aber sehr selten Asthma aus. Das Erkennen von Allergien und ihre Vermeidung wird später dargestellt (s. Abschn. 2.2 und 4.2.2).

Häufigste Allergene
- Baum- und Blütenpollen,
- Kot der Hausstaubmilbe,
- Tierhaare und -schuppen,
- Schimmelpilze,
- Nahrungsmittel.

1.3.2 Infekte

Große Bedeutung kommt insbesondere den Viren, den Verursachern von Erkältungskrankheiten zu. Nach einer starken, von Viren hervorgerufenen Entzündung der Atemwege (Bronchitis) dauert es manchmal Wochen, bis die Beschwerden oder die Überregbarkeit abklingen.

1.3.3 Psychische Belastungen

Psychische Einflüsse, die ein Asthma auslösen können:
- Ängste,
- Frustrationen,
- Konflikte,
- Freude, Aufregung.

Siehe auch Abschn. 4.4.

1.3.4 Körperliche Anstrengungen

Gesunde Personen reagieren auf körperliche Belastung nicht mit einer Verengung der Atemwege. Für Kinder mit Asthma ist dieser Auslöser jedoch besonders typisch. Die Schwelle des „Anstrengungsasthmas" ist von Dauer, Stärke und Art der Belastung abhängig. Die Reaktion beginnt gewöhnlich einige Minuten nach der Anstrengung und endet meist nach einer halben Stunde. Hauptsächlich verantwortlich sollen dafür Abkühlung und Austrocknung der Luftwege sein.

Körperliche Anstrengung führt zum Asthma durch
- Abkühlung der Atemwege,
- Austrocknung der Luftwege,
- schnelle Atmung.

1.3.5 Unspezifische Reize

Verschiedene andere Reize können Asthma auslösen:
- Kälte,
- Luftfeuchtigkeit,
- Nebel,
- Temperaturschwankungen,
- Wetterwechsel,
- Zigarettenrauch,
- Reizgase, Chemikaliendämpfe,
- Arzneimittel, Nahrungsmittelzusätze,
- Staub,
- Gerüche,
- Tageszeit.

- Kälte, Nebel, Temperaturschwankungen und andere Witterungseinflüsse

Angriffspunkt ist die Oberfläche der Schleimhautzellen. Wenn der Reiz nicht allzu lange anhält, erholt sich das Bronchialsystem meist rasch.

- Zigarettenrauch

Die Rolle des passiven Rauchens für die kindlichen Atemwege wurde wiederholt zweifelsfrei nachgewiesen. Die schädigenden Stoffe im Tabakrauch sind so zahlreich, daß sie gar nicht aufgezählt werden können.

● Tageszeit

Das Bronchialsystem hat darüber hinaus einen Tagesrhythmus mit einem nächtlichen „Tief".

Es ist ganz natürlich, wenn auch bei Gesunden auf einige dieser Auslösereize hin Atemwegbeschwerden auftreten, wenn sie nur intensiv genug in Erscheinung treten. Sogar Veränderungen der Lungenfunktion lassen sich dann nachweisen.

Die Atemwege von Personen mit Asthma sind aber übererregbar. Sie verengen sich schneller, stärker, und der Zustand hält länger an.

Auslöser kann man entweder vermeiden oder durch besondere Maßnahmen, wie vorbeugende Behandlung, unschädlich machen.

1.4 Häufigkeit und Folgen des Asthmas

Asthma betrifft weltweit 5–10% aller Kinder. Es ist damit bereits die häufigste „chronische" Krankheit im Kindesalter. Es sieht weiterhin so aus, als würden auch schwere Erkrankungen weiter zunehmen. In einer Familie sind nicht selten mehrere Mitglieder betroffen. Dies hat den „Vorteil", daß die Angehörigen beim Auftreten typischer Zeichen rasch weitergehende Untersuchungen veranlassen, Auslöser vermeiden und früh mit der richtigen Behandlung beginnen. Rückschlüsse über den weiteren Verlauf lassen sich daraus nicht ziehen. Es ist im Einzelfall fast unmöglich vorauszusagen, ob sich ein leichtes, chronisches oder schweres Asthma entwickeln wird.

Im Vordergrund der Probleme beim Asthma bronchiale steht die akute Luftnot. Nicht zu vernachlässigen ist darüber hinaus jedoch die Beeinträchtigung der Lebensqualität durch gestörten Schlaf, Unsicherheit, Husten sowie mangelnde Belastbarkeit. Schweres, lange unzureichend behandeltes Asthma bronchiale kann zu Störungen der allgemeinen körperlichen Entwicklung führen. Unklar ist, ob sich schon in der Kindheit die Veränderungen anbahnen, die beim Erwachsenen zur Überblähung (Emphysem) führen.

Ein Heilmittel für Asthma gibt es nicht. Die therapeutischen Möglichkeiten sind jedoch mittlerweile so gut, daß jeglicher Pessimismus unangebracht ist: Mit ausreichender Behandlung kann sich nahezu jedes Kind mit Asthma bronchiale so ungestört entfalten wie seine Altersgenossen.

1.4.1 Wächst sich Asthma aus?

Dies ist oft die brennendste Frage. Es gibt nur wenige unwidersprochene Untersuchungen über den Langzeitverlauf. Viele Patienten wechseln beim Übergang von der Kindheit zum Erwachsenenalter den Arzt und den Ort. Leichtere Erkrankungsformen treten in bestimmten Phasen des Lebens (vorübergehend) in den Hintergrund, um später möglicherweise teilweise „neu" entdeckt zu werden. Ein Teil der Patienten wird in der Pubertät von selbst beschwerdefrei. Bis zum Alter von 20 Jahren oder noch später kommt es jedoch nicht selten wieder zu Rückfällen. In einer Langzeitstudie ließ sich

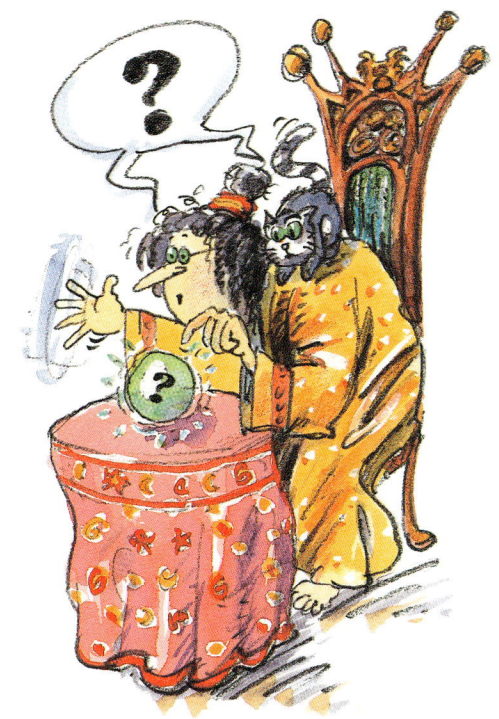

bei einigen der Patienten, die im frühen Schulalter häufig an Beschwerden litten, im Alter von 21 Jahren ohne ausreichende Therapie sogar eine Verschlechterung feststellen. Aus der „Kinderkrankheit" wurde eine Krankheit des Erwachsenenalters. Es klingt wie Wunschdenken, will man sich auf eine Besserung „im Selbstlauf" verlassen. Als erfolgreicher wird sich eine frühzeitige und ausreichende Behandlung sowie die Durchführung vorbeugender Maßnahmen erweisen!

1.5 Jedes Kind hat sein eigenes Asthma

Jedes Kind ist ein einzigartiges Individuum. Trotz der Häufigkeit der Asthma-Erkrankung wird es keine 2 Kinder mit gleichem Krankheitsverlauf geben.

So bestehen große Unterschiede

- in der Reaktion auf einzelne Auslösereize,
- in der Häufigkeit, Schwere und Dauer der Beschwerden sowie
- im Ansprechen auf die Therapie.

Ich möchte dies an einigen Beispielen erläutern:

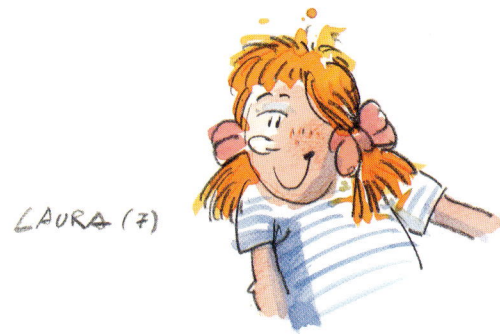

Laura ist 7 Jahre alt. Das Asthma begann bereits im 1. Lebensjahr. In den folgenden 2 Jahren hatte sie schwere Anfälle. Die Beschwerdeperioden dauerten manchmal wochenlang. Mehrmals sind fieberhafte Lungenentzündungen aufgetreten. Laura mußte auch wiederholt stationär im Krankenhaus aufgenommen werden. Die Entfernung der Gaumenmandeln brachte keine Besserung. Im Alter von 2 Jahren

wurde eine Allergie gegen Hausstaubmilben festgestellt. Die Wohnung wurde „saniert". In der Folgezeit entstanden größere Schwierigkeiten nur noch in Situationen außerhalb der täglichen Routine, bei „Belastungen" wie Kindergeburtstagen, sportlichen Wettkämpfen oder wenn die Anwendung von Medikamenten vergessen worden war. Während des letzten Jahres zeigte sich nur noch 2mal eine erschwerte Atmung: Während einer Grippe sowie nach einer „Kissenschlacht" anläßlich der Übernachtung im Hause einer Freundin. Laura inhaliert entzündungshemmende und bronchialerweiternde Mittel, außerdem nimmt sie ein bronchialerweiterndes Medikament als Kapseln ein. Sie führt zu Hause Messungen der Lungenfunktion mit einem tragbaren Gerät durch (s. Abschn. 2.5). Die ausführliche Lungenfunktionsprüfung in der Klinik ergab zuletzt Normalwerte (s. Abschn. 2.3). Laura hat in diesem Jahr erfolgreich an einer Schwimmgruppe für Asthmakinder teilgenommen.

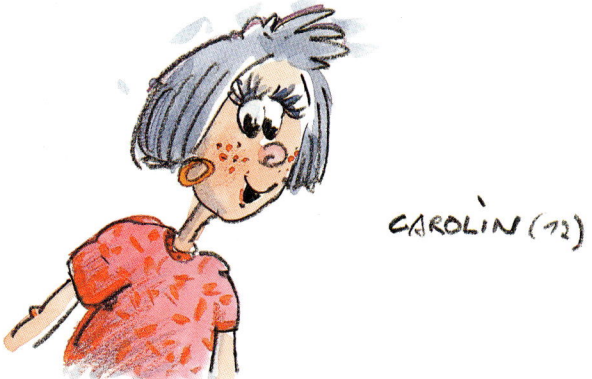

Die 12jährige Carolin litt im Kleinkindalter an einer Hauterkrankung, der atopischen Dermatitis (auch Neurodermitis oder endogenes Ekzem genannt). Bei ihr wurde erst vor kurzem der Verdacht auf Asthma geäußert. Seit 6 Monaten tritt häufig nachts hartnäckiger Husten auf, ohne daß Luftnot entsteht. Das Befinden des Mädchens ist dennoch stark beeinträchtigt, da nötiger Schlaf verlorengeht. Ohne Medikamente ist Carolin beim Sport, insbesondere

Laufen, nicht voll belastungsfähig und „rasselt". Die Lungenfunktion zeigt mit Ausnahme einer leichten „Überblähung" zwar Normalwerte, bessert sich aber nach Gabe eines bronchialerweiternden Medikaments deutlich. Demnächst werden Allergietests sowie Belastungsuntersuchungen vor und nach Gabe eines luftwegstabilisierenden Medikaments durchgeführt.

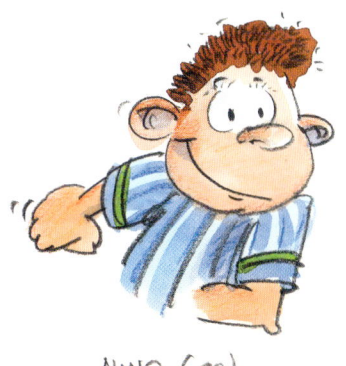

NINO (10)

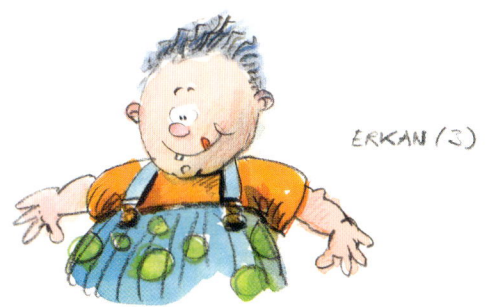

ERKAN (3)

Im Anschluß an einen Keuchhusten begann die Erkrankung bei dem jetzt 3jährigen Erkan. Sie äußerte sich nur bei Erkältungskrankheiten, dann aber dauernd: tagsüber, nachts und verstärkt bei Belastung. Gewöhnlich begannen die Beschwerden mit einem Schnupfen. Nach 1–2 Tagen kam Asthma hinzu. Bluttests ergaben keinen Hinweis auf eine Allergie. Mittlerweile ist es der Familie gelungen, die Beschwerden durch Aufnahme regelmäßiger Inhalationen sofort bei Zeichen einer Erkältung zu „dämpfen".

Bei dem 10 Jahre alten Nino treten Anfälle nur in bestimmten Auslösesituationen auf. Da Nino Heuschnupfen und eine Allergie gegen Baumpollen hat, war dies mehrmals zur Zeit der Birken- und Gräserblüte der Fall. Die Anfälle begannen jeweils schwer, klangen aber nach der Inhalation von bronchialerweiternden Mitteln gewöhnlich rasch ab. Wegen einer Tierhaarallergie kam es schon 2mal im Zirkus zu Atembeschwerden. Die Untersuchung der Lungenfunktion kurz vorher war ganz in Ordnung gewesen. Ninos Vater hatte seinen Beruf als Tierpfleger wegen einer Allergie gegen Meerschweinchenhaare aufgeben müssen. Zur Besserung der Beschwerden während der Blütezeit wird bei dem Jungen eine Hyposensibilisierungsbehandlung gegen Pollen erwogen.

2 Diagnostik

2.1 Ärztliche Untersuchungen

Ziele der Diagnostik

- Die Diagnose sichern,
- Auslöser erkennen,
- den Schweregrad feststellen,
- die Behandlung steuern.

Die Untersuchungsverfahren zur Abklärung des Asthma bronchiale haben in den letzten Jahren gro-

ße Fortschritte gemacht. Andererseits sind Arztbesuche bei Kindern selten beliebt. Sie empfinden sie als etwas Unheimliches, manche haben Angst vor der Ungewißheit, was da kommen mag.

Die folgenden Erläuterungen möchten Sie mit den wichtigsten Untersuchungstechniken vertraut machen. Im Einzelfall ist meist nur ein Teil erforderlich. Die Kunst besteht darin, diejenigen auszuwählen, die mit der geringstmöglichen Belastung schnell zur Diagnose führen und Grundlage für eine

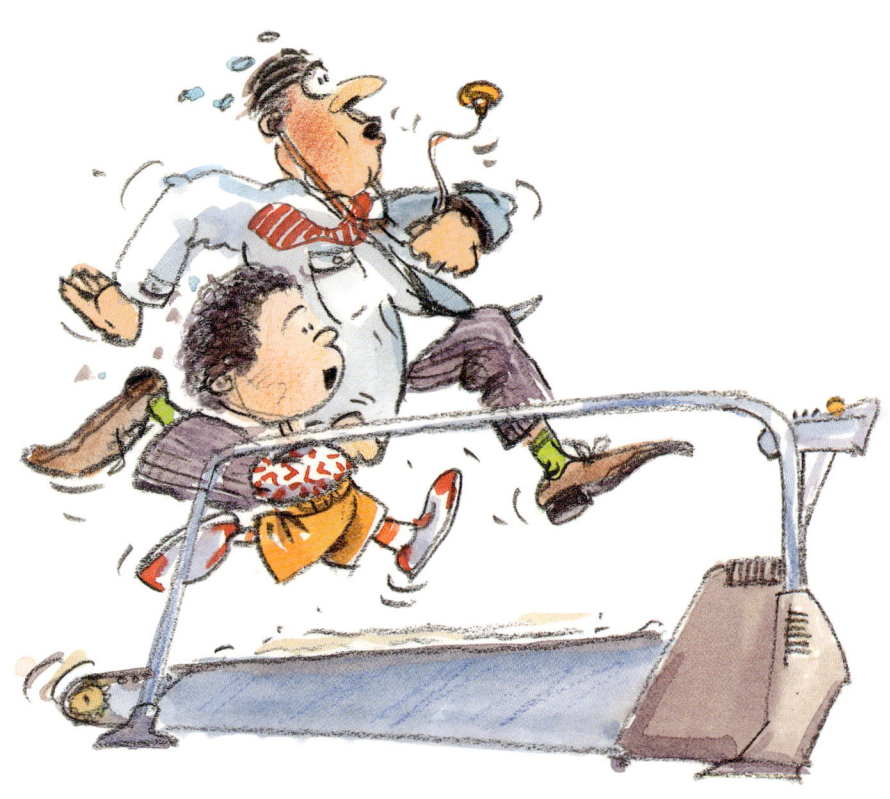

vernünftige Behandlung darstellen. Sie können dabei helfen, wenn Sie sich vorweg die folgenden Fragen überlegen:

- Sind in der Familie früher Allergien oder Asthma aufgetreten?
- Wie hat sich die Krankheit insgesamt entwickelt (Tendenz zur Besserung)?
- Was sind die Auslöser von Beschwerden?
- Wie schwer verlief sie (wie oft kam es z. B. zu Schulversäumnissen wegen Asthma)?
- Welche Medikamente haben gewirkt, welche nicht?
- Wie stark empfanden Sie die Einschränkungen im täglichen Leben (z. B. durch vorbeugende Maßnahmen, Krankenhausaufenthalte und Arztbesuche) bisher?
- Hatte dies Rückwirkungen auf die allgemeine Entwicklung und wie ist die Bedeutung für das tägliche Leben der Familie einzuschätzen?

Nehmen Sie das Untersuchungsheft, das Impfbuch und die bisher verordneten Medikamente mit. Bei der körperlichen Untersuchung wird der Arzt insbesondere den Brustkorb und dessen Bewegungen bei der Atmung beurteilen sowie mit dem Stethoskop die Lungen und das Herz abhören. Vielleicht wird ihr Kind aufgefordert zu husten. Oder man wird es bitten, einige Minuten zu laufen, und die Untersuchung wird dann wiederholt.

Der Stempeltest zum Ausschluß einer Tuberkulose bzw. der Schweißtest zum Ausschluß der zystischen Fibrose (einer angeborenen Lungenkrankheit) sind leicht durchzuführende, unbelastende Maßnahmen. Die Sauerstoffsättigung des Bluts kann man schmerzlos mit einem elektronischen Fühler am Ohrläppchen oder Finger bestimmen. Spezialuntersuchungen wie die Lungenspiegelung (Bronchoskopie) sind besonderen Fragestellungen vorbehalten.

2.1.1 Bluttests

Hier interessiert vor allem, wie die Entzündungszellen zusammengesetzt sind, ob genug Abwehrstoffe gegen Erreger gebildet werden können und ob eine Neigung zu Allergien vorliegt (s. Abschn. 2.2). Bei der Einnahme von bestimmten Medikamenten, wie z. B. Theophyllin, wird der „Blutspiegel" gemessen (s. Abschn. 3.3.2). Auch Sauerstoff und Kohlensäure können direkt im Blut bestimmt werden. (s. Abschn. 1.1). Meist geschieht dies durch einen kleinen Pieks ins Ohrläppchen, welches vorher mit einer durchblutungsfördernden Salbe, die etwas brennt, eingerieben wurde.

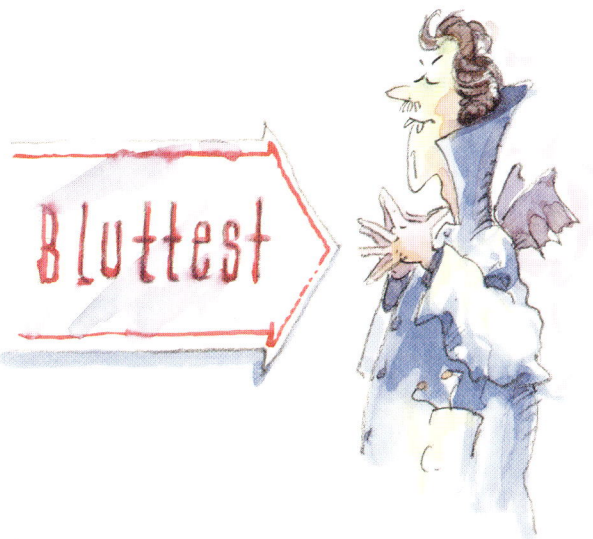

2.1.2 Röntgen

Bei fast jedem Kind mit Asthma wird einmal eine Röntgenaufnahme der Lunge angefertigt. Dies dient insbesondere dem Ausschluß anderer Krankheiten, wie angeborener Lungenfehlbildungen oder verschluckter Fremdkörper. Neben der Lunge können Form und Größe des Herzens mitbeurteilt werden. Die benötigte Strahlenmenge ist vergleichsweise gering. Falls man zusätzliche Informationen braucht, so wird manchmal noch eine Röntgendurchleuchtung angeschlossen. Gelegentlich werden auch die Nasennebenhöhlen geröntgt oder im Ultraschall untersucht, da man befürchtet, daß sie „Streuherde" für hartnäckige Entzündungen durch Bakterien darstellen, die die tiefen Atemwege mit betreffen. Regelmäßige Röntgenaufnahmen der Lunge sind beim Asthma bronchiale nicht erforderlich. Ultraschalluntersuchungen der Lunge sind nicht möglich.

2.1.3 Beurteilung des Herzens

Als Ursache von Luftnot, mangelnder Belastbarkeit oder einer blauen Lippenfarbe kommen auch Herzerkrankungen in Frage. Die Ableitung einer Herzstromkurve (EKG) dauert mit Vorbereitungen höchsten 5 min und ist ebenso wie eine Ultraschalluntersuchung des Herzens gänzlich unbelastend.

2.2 Allergietests

Bluttests (wie der RAST- oder der CAP-Test) suchen direkt nach IgE-Antikörpern (s. Abschn. 1.3). Man kann damit eine allgemeine Neigung zu Allergien wie auch Überempfindlichkeiten gegen bestimmte Allergene feststellen. Dazu ist nur eine einzige Blutabnahme erforderlich. Dies ist für kleinere Kinder wichtig. Manchmal genügt der Nachweis von IgE-Antikörpern im Blut, um bereits Ratschläge zur

Vermeidung von Allergenen geben zu können (s. Abschn. 4.2).

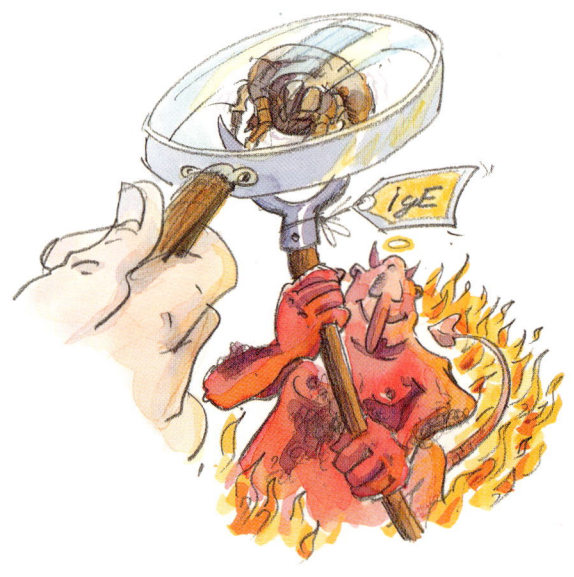

Ab dem Schulalter sind Hauttests problemlos durchführbar. Im Prick-Test werden kleine Tröpfchen stark verdünnter, in Flüssigkeit gelöster Allergene auf die Unterarme geträufelt und für jede dieser sog. Allergenlösungen ein winziges Löchlein in die Haut geritzt. Wenn an den Prick-Stellen Juckreiz auftritt oder sich eine Schwellung bzw. Rötung zeigt, so spricht dies für eine allergische Reaktion. Es ist wichtig, daß die „Testperson" während dieser Zeit die Arme ruhig hält. Mitunter genügt der Reibtest. Man reibt Allergene, z.B. Tierhaare, auf der Haut des Unterarms.

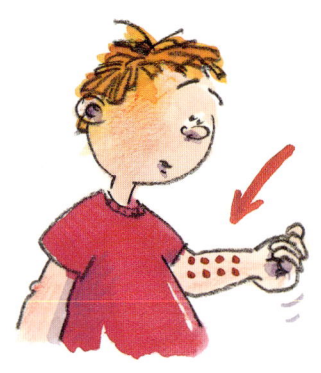

Wenn man im Blut keine Erhöhung der IgE-Antikörper findet und in den Hauttests keine Reaktion auf Allergene eintritt, so ist es sehr unwahrscheinlich, daß in den Atemwegen trotzdem eine allergische Entzündung besteht. Umgekehrt beweisen eine Erhöhung der IgE-Antikörper im Blut und eine Reaktion beim Hauttest allerdings noch nicht, daß das Kind an den Atemwegen tatsächlich überempfindlich reagiert. Will man die Antwort der Schleimhäute auf Allergene testen, werden z. B. kleine Mengen des Allergens sozusagen stellvertretend in die Nase eingesprüht. Juckreiz, Schleimabsonderung und eine verstopfte Nase sind Hinweis für eine Allergie. Wesentlich ist die richtige Auswahl der Testlösungen.

Manchmal ist einer solchen Empfindlichkeitsprüfung (Provokation) sogar das Einatmen von Allergenen erforderlich (s. Abschn. 2.4). Geprüft wird die Menge (Konzentration des Allergens in der Inhalationslösung), bei der eine Verschlechterung der Lungenfunktion eintritt. Diese Untersuchung erfolgt am einfachsten während eines kurzen Klinikaufenthalts. Im Rahmen einer allergischen Spätreaktion können noch Stunden nach der Inhalation Veränderungen der Lungenfunktion oder auch Beschwerden beobachtet werden (s. Abschn. 1.3).

Allergiediagnostik-Prick und RAST (CAP)
IgE-Antikörper werden nachgewiesen im
- Prick-Test auf der Haut:
  im allgemeinen ab dem Schulalter möglich; einige Medikamente (z. B. Antihistaminika) stören;
- RAST-(CAP-)Test aus dem Blut:
  unabhängig von Medikamenten und Hautbeschaffenheit.

2.3 Lungenfunktionsprüfung

Lungenfunktionstests sind für die Beurteilung des Asthma bronchiale von entscheidender Bedeutung, da sie

- Veränderungen entdecken, die sonst noch verborgen sind,
- den Schweregrad von Funktionseinschränkungen festlegen,
- einen Vergleich zwischen verschiedenen Untersuchungen bei der Verlaufskontrolle ermöglichen und
- trotzdem schmerzfrei und nicht unangenehm sind.

Die Dauer liegt bei weniger als 30 min.

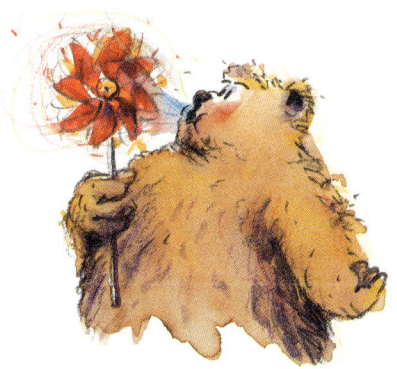

Lungenfunktionsuntersuchungen geben eine Antwort auf die folgende Fragen:

- Sind die Atemwege frei?
- Wieviel Luft kann das Kind maximal ein- und ausatmen?
- Besteht eine Überblähung (s. Abschn. 1.2)?
- Wie empfindlich sind die Atemwege gegenüber Auslösereizen?
- Erweitern sich die Atemwege nach der Inhalation von Medikamenten?

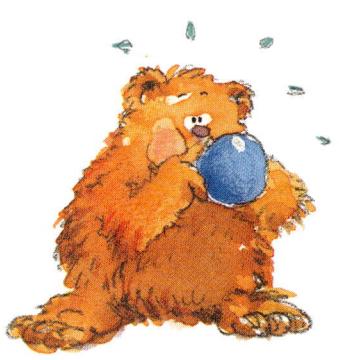

2.3.1 Voraussetzungen

Ab dem Schulalter sind in der Regel alle Routineuntersuchungen möglich. Die Ergebnisse der Lungenfunktion liegen meist innerhalb von Minuten vor. Anhand der Werte oder aufgezeichneten Kurven können Eltern, Kinder und natürlich auch die Untersucher das Ergebnis innerhalb von Minuten nachvollziehen. Bei den meisten Tests atmet das Kind sitzend oder stehend über ein Mundstück in ein Schlauchsystem. Die Nase ist manchmal mit einer kleinen Schaumstoffklemme verschlossen, um zu vermeiden, daß während der Atmung ein Leck entsteht. Die Aufmerksamkeit des Patienten ist ganz auf die Anweisungen bzw. „Anfeuerungen" des Untersuchers gerichtet. Die Verläßlichkeit der Meßdaten steht und fällt mit der Mitarbeit der Kinder. Die Aussagekraft einzelner Tests kann deshalb bei der „Premiere" mitunter noch eingeschränkt sein. Bleibt die Mitarbeit trotz aller Anstrengungen unbefriedigend, ist meist nach 5 aufeinanderfolgenden Versuchen der Punkt erreicht, wo die Aufmerksamkeit nachläßt. Durch weiteres Üben ist kein genaueres Ergebnis mehr zu erzielen. Dann ist es geschickter, die Untersuchung an einem anderen Termin wieder aufzunehmen. Später bekommt das Kind Spaß an der Sache, Routine stellt sich ein. Mit der Häufigkeit der Durchführung wächst die Perfektion, und der Zeitaufwand wird immer geringer.

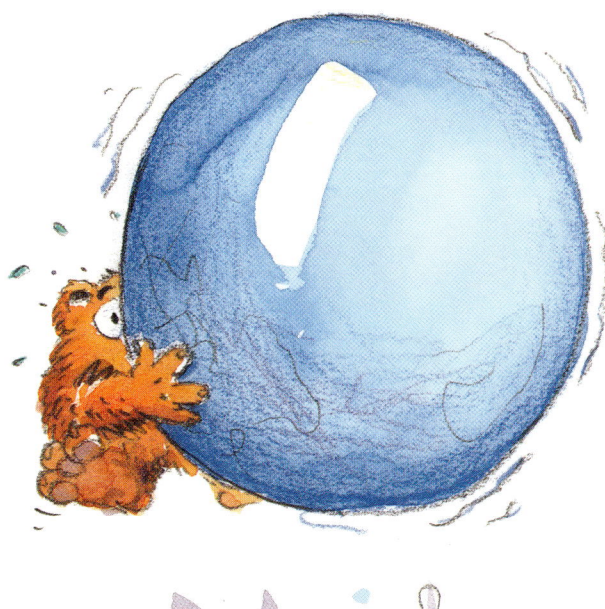

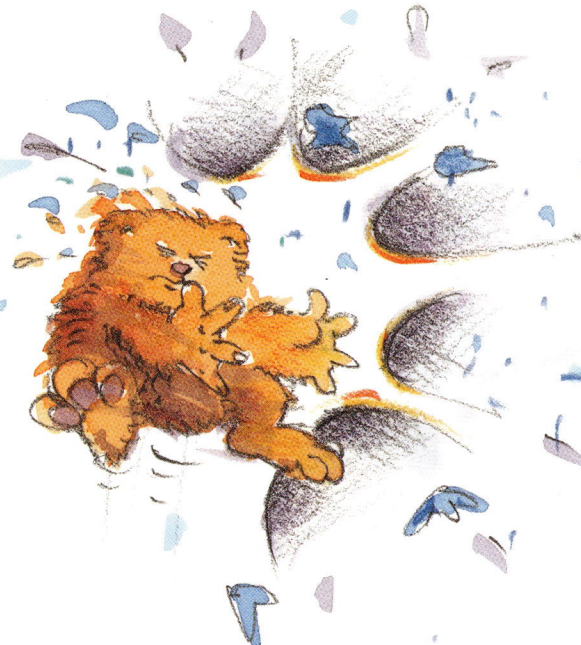

- Es ist üblich, am Morgen des Untersuchungstages keine inhalierbaren bronchialerweiternden Medikamente, insbesondere β_2-Mimetika, einzunehmen (s. Abschn. 3.3.1).
- Dies trifft selbstverständlich nicht zu, wenn Beschwerden bestehen: Bitte nachfragen!

Wie oft die Lungenfunktionsuntersuchungen durchgeführt werden, hängt vom Verlauf der Erkrankung, dem Ergebnis der vorausgegangenen Untersuchungen und der Therapie ab.

Im folgenden werden einzelne Tests erläutert.

2.3.2 Spirometrie

Das Atemvolumen (Vitalkapazität) wird mit sog. Spirometern gemessen. Von seiten des Kindes wird lediglich so tief wie möglich ein- und ausgeatmet. Bei den „klassischen" Spirometern führte der an das Mundstück angeschlossene Atemschlauch in eine mit Sauerstoff gefüllte Glocke (Glockenspirometer). Die Glocke hob oder senkte sich mit den Atemzügen. Ein Schreiber übertrug die Bewegungen auf einen sich fortbewegenden Papierstreifen. Auf diesem konnte man nachher ablesen, wieviel Luft ein- und ausgeatmet worden war. Heute wird die Strömung der Atemluft mit einem Meßkopf bestimmt und daraus automatisch das Atemvolumen berechnet. Die Untersuchung ist auch außerhalb des Lungenfunktionslabors mit tragbaren elektronischen Geräten möglich.

2.3.3 Lungenvolumen

Neben der Vitalkapazität wird zusätzlich die Luftmenge bestimmt, die trotz einer vollständigen Ausatmung in der Lunge verbleibt (Residualvolumen). Bei einer sog. „Lungenüberblähung" ist diese erhöht (s. Abschn. 1.2). Der Test kann am Glockenspirometer mit Helium in spezialisierten Kliniken auch schon bei 3- bis 4jährigen durchgeführt werden.

Meist wird der Lungeninhalt heute aber im Ganzkörper-(„Body"-)Plethysmographen, einer luftdicht verschlossenen Kammer, bestimmt. Das Gerät für ältere Kinder und Erwachsene ähnelt einem Telefonhäuschen, in welchem der Patient sitzt. Die Glastür muß bei der Untersuchung zwar geschlossen werden, aber man kann sich gegenseitig beobachten. Für den Kontakt zur „Außenwelt" und zur Übermittlung der Anweisungen des Untersuchers gibt es zusätzlich eine Sprechanlage. Durch ein Schlauchsystem, welches nach außen führt, atmet das Kind ruhig ein und aus; gleichzeitig wird der Luftdruck in der Kammer bestimmt. Aus den Druck- und Volumenveränderungen wird die nach Ausatmen in der Lunge verbliebene Luftmenge berechnet. Obwohl

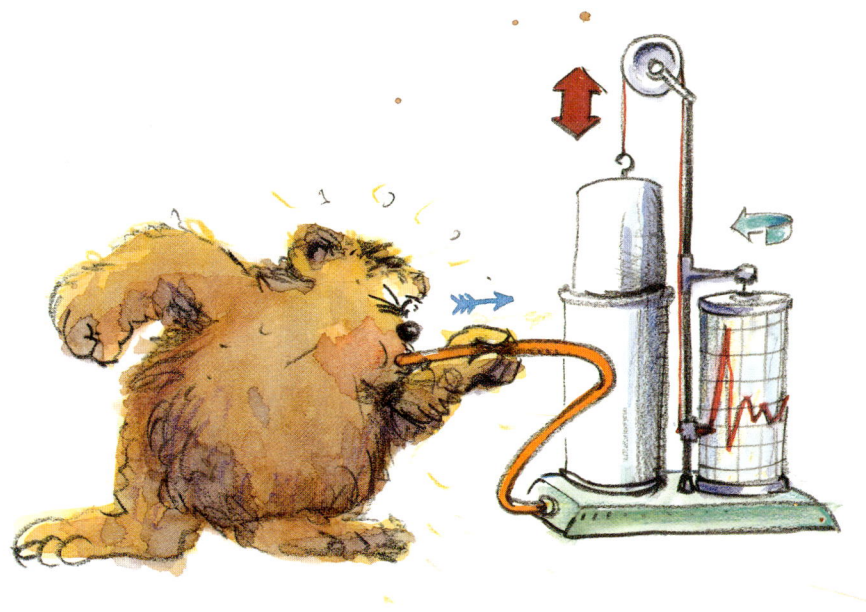

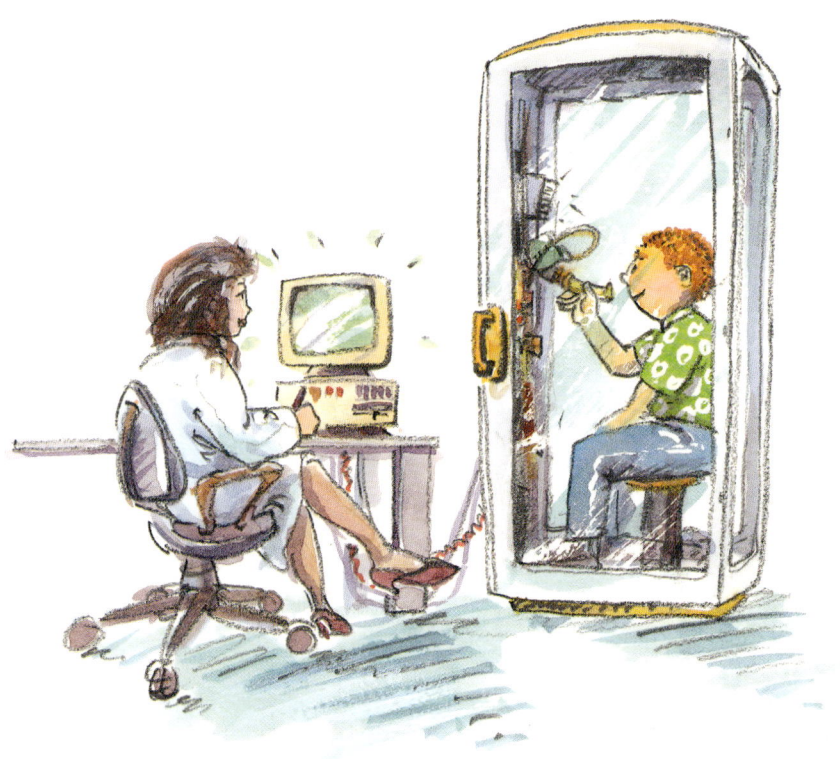

diese Untersuchung vielen Kindern Spaß macht, erfordert der Aufenthalt in der Kammer bei einigen anfangs etwas Mut und Überwindung.

2.3.4 Ausatemgeschwindigkeit

Um Informationen darüber zu gewinnen, ob und wo eine Verengung der Atemwege vorliegt, beurteilt man die Luftströmung während der gesamten Ein- und Ausatemphase. Der Atemfluß wird in Form einer Kurve aufgezeichnet, zunächst bei normaler, später bei tiefer Atmung. Auf Anweisung wird zunächst ruhig und so tief wie möglich eingeatmet und die Luft schnell und vollständig (mindestens 5 s lang) ausgeblasen. Der Kurvenverlauf erzählt Bände darüber, wie es in der Lunge aussieht. Man kann z. B. abschätzen, an welcher Stelle eine Verengung vorliegt. Die Auswertung liefert eine Reihe von Meßwerten wie z. B. die mittlere Ausatemgeschwin-

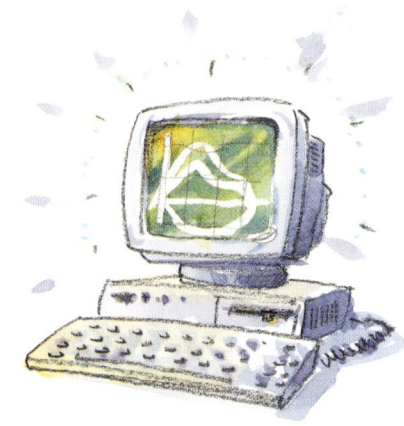

digkeit oder die größtmögliche erreichbare Luftströmung, den „Peak flow" (s. Abschn. 2.5).

Wesentlich ist die in der 1. Sekunde ausgeatmete Luftmenge, die sog. „Sekundenkapazität". Dieser Meßwert eignet sich bei Asthmapatienten besonders gut zum Vergleich der Lungenfunktion an verschiedenen Terminen bzw. in unterschiedlichen Lungen-funktionslabors. Die Untersuchung läßt sich mit tragbaren elektronischen Geräten auch auf der Krankenstation schnell, einfach und genau durch-führen.

Die Feststellung einer Atemwegsverengung ist auch bei ruhiger, gleichmäßiger, „normaler" At-mung möglich. Der dem Luftstrom in den Atemwe-gen entgegengesetzte Widerstand wird über ein Mundstück gemessen. Es werden keine großen An-forderungen an die Mitarbeit gestellt. So kann man Verengungen in den Luftwegen frühzeitig erfassen, ohne daß das Kind sie selbst wahrnimmt. Dieser Test wird daher gerne in Verbindung mit den Emp-findlichkeitsprüfungen eingesetzt (s. Abschn. 2.4). Ort der Untersuchung ist meist ebenfalls der Body-Plethysmograph.

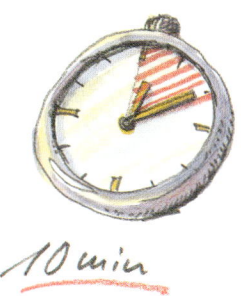

Beurteilt wird,

- ob eine Besserung der Lungenfunktion („Anspre-chen auf das Medikament") eintritt,
- wie weit diese Besserung reicht,
- welche Lungenfunktionswerte betroffen sind und
- ob sich das „Ansprechen" gegenüber Vorunter-suchungen verändert hat (Verlaufskontrolle).

Da keine andere Erkrankung der Luftwege auf die Inhalation eines bronchialerweiternden Medika-ments in der gleichen Weise wie das Asthma bron-chiale „anspricht", liefert der Bronchospasmolyse-Test manchmal den endgültigen Beweis für die rich-tige Diagnose. Die Lungenfunktion hilft auch bei der Entscheidung, ob eine Dauertherapie erforder-lich ist.

2.4 Kann man die Atemwege künstlich erweitern oder verengen? (Bronchospasmolyse-Test und Empfindlichkeitsprüfung)

Wenn man versucht, die Atemwege durch ein Medi-kament zu erweitern und ihre Durchgängigkeit vor-her und nachher zu vergleichen, so geht man folgendermaßen vor:

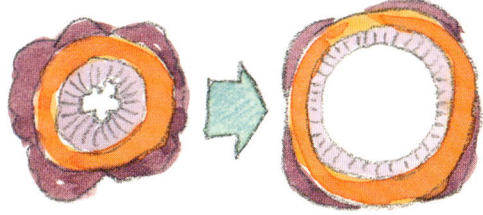

- Feststellung des Ausgangswerts in der Lungen-funktion (s. Abschn. 2.3),
- Inhalation des bronchialerweiternden Medi-kaments, meist eines β_2-Mimetikums (s. Abschn. 3.3.1),
- Wiederholung der Messung nach 10–20 min.

2.4.1 Empfindlichkeitsprüfungen

Bei einigen Patienten mit Asthma ist die Lungen-funktion im beschwerdefreien Zeitraum normal. Die „bronchiale Provokation" hat das Gegenteil der Atemwegserweiterung, nämlich die kontrollierte Anwendung eines dosierten Asthmareizes. Sie wird nur bei normalen Ausgangswerten begonnen und sie überprüft, wie stabil die Atemwege sind.

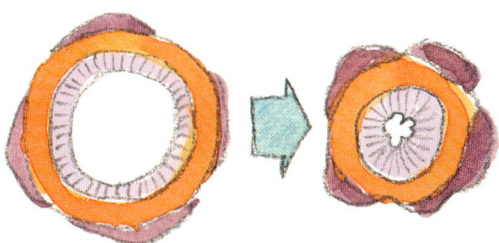

Dabei beantwortet sie u.a. folgende Fragen:

- Verschlechtert sich die Lungenfunktion?
- Wie intensiv muß der Auslösereiz sein?
- Wie schnell tritt die Verengung ein?
- Wie schnell wird der Normalzustand wieder erreicht?
- Welche Medikamente schützen?

Zur Durchführung sollten Erkältungskrankheiten (Virusinfekte) länger als 6 Wochen zurückliegen (s. Abschn. 1.3). Im Zweifelsfall nehmen Sie bitte mit dem Arzt Rücksprache. Klären Sie auch die Einnahme von Medikamenten. Bei allen Untersuchungen, die möglicherweise Atembeschwerden auslösen können, ist ein Arzt anwesend. Die Inhalation von bronchialerweiternden Medikamenten mit „Sofortwirkung" bessert Beschwerden rasch.

2.4.2 Anstrengung

Das Kind rennt 5 min frei oder in einer festgelegten Belastung und Geschwindigkeit auf dem Laufband. Der Höhepunkt der Atemwegsverengung liegt meist einige Minuten nach der Beendigung der Belastung. Die Reaktion klingt gewöhnlich innerhalb einer halben Stunde ab.

2.4.3 Reizung durch Kaltluft

Bei der „Kaltluftprovokation" wird über mehrere Minuten trockene Kaltluft (bis zu –20°C) über ein Mundstück geatmet. Neben der Wärme wird den Atemwegen dadurch ebenfalls Flüssigkeit entzogen. Um die übrigen Bedingungen möglichst wenig zu verändern (und damit keine Übelkeit eintritt), werden Sauerstoff und Kohlensäure zugeführt. Die Verengung der Atemwege beginnt nach einigen Minuten. „Spätreaktionen" treten nicht auf.

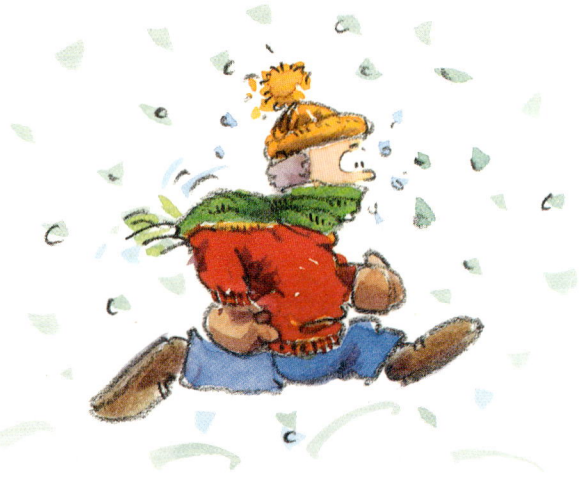

2.4.4 Reizung durch Medikamente

Es werden bestimmte Medikamente inhaliert, die bei Kindern mit Asthma zu einer Verengung der Luftwege führen. Man beginnt mit einer kleinen Dosis und steigert diese schrittweise. Nach jeder Inhalation wird gemessen. Auf diese Weise wird nicht allein die Stärke der Reaktion gemessen. Die inhalierte Dosis gibt einen „Schwellenwert" an, der zur Verlaufsbeurteilung verwendet wird.

2.4.5 „Provokation" mit Allergenen

Selten muß man im Kindesalter die Inhalation von Allergenen durchführen (s. Abschn. 2.2). Man rät zu der Untersuchung gewöhnlich nur vor dem Hintergrund einer wichtigen Therapieentscheidung, wie einer Hyposensibilisierungsbehandlung gegen die Hausstaubmilbe. Auch diese Inhalation wird abgebrochen, sobald eine Reaktion auftritt.

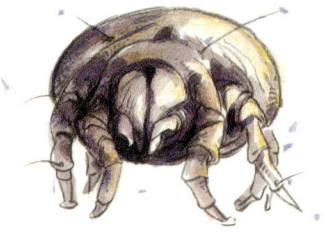

Im Unterschied zur Laufbelastung, „Kaltluftprovokation" oder Prüfung der Reizbarkeit durch Medikamente treten asthmatische Beschwerden oder eine Verengung der Luftwege als Antwort auf die Inhalation von Allergenen u. U. erst 6–10 h später auf (Spätreaktion). Daher verbringt der Patient die Nacht nach der Inhalation im Krankenhaus. Die Lungenfunktion wird regelmäßig gemessen. Nach einer inhalativen Allergenbelastung kann die Reizbarkeit der Luftwege über einen längeren Zeitraum erhöht sein. Daher sind diese Tests nicht beliebig oft wiederholbar.

2.5 Peak flow

Peak flow (Atemspitzenstoß) heißt die größtmögliche erreichbare Strömungsgeschwindigkeit der Luft während einer schnellen, starken Ausatmung. Die Dauer der Ausatmung ist hierfür nebensächlich. Messungen des Peak flow können mit Hilfe handlicher, billiger, robuster und nahezu wartungsfreier Mini-Geräte (Peak-flow-Meter) erfolgen. Der wesentliche Vorteil liegt darin, daß Lungenfunktionsuntersuchungen in der gewohnten Umgebung in beliebiger Häufigkeit möglich werden. Sie liefern damit Informationen unter alltäglichen Bedingungen „vor Ort". Beim „Einlernen" kann es hilfreich sein, wenn die Eltern selbst die Handhabung erlernen und mit gutem Beispiel vorangehen. Die Durchführung ist denkbar einfach:

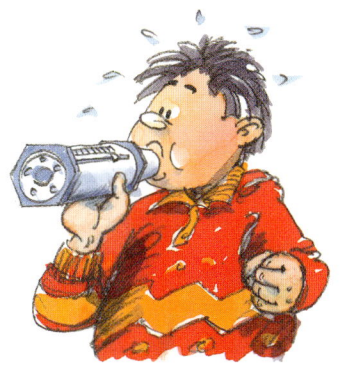

- Am besten funktioniert der Test im Stehen. Auf jeden Fall sollte stets die gleiche Position eingenommen werden, um die Werte vergleichen zu können.
- Das Peak-flow-Gerät wird möglichst waagerecht gehalten. Die Skala sollte der Hand gegenüberliegen.
- Der Zeiger soll auf Null stehen, und er darf nicht behindert werden.
- Dann wird so tief wie möglich eingeatmet. Dann wird das Mundstück mit den Lippen fest umschlossen und die Luft so kräftig und so schnell wie möglich ausgeblasen.
- Der Wert am Zeiger wird abgelesen. Der Zeiger wird in die Ausgangsposition zurückgestellt.
- Der Test wird insgesamt 3mal durchgeführt und der höchste Wert der 3 Messungen notiert.
- Falls eine Inhalationstherapie mit einem bronchialerweiternden Medikament (s. Abschn. 2.3) durchgeführt wird, mißt man den Peak flow vor und 15 min nach Anwendung des Medikaments (s. Abschn. 2.4).

Wichtiger als „Sollwerte" oder auch „Normalwerte" ist die individuelle „Bestmarke". Sie wird durch mehrmalige Messung in beschwerdefreiem Zustand ermittelt. Bei korrekter Durchführung der Messungen (ohne „mogeln"!) sind die Werte bei den meisten Patienten recht zuverlässig. Beim Rest zeigt der Peak flow entweder eine Verschlechterung nicht rechtzeitig an oder er schwankt, obwohl der Verlauf eigentlich stabil ist. Dann sollte man ihn in einer Schulung üben oder, wenn das nichts bringt, andere Möglichkeiten der Therapiesteuerung suchen.

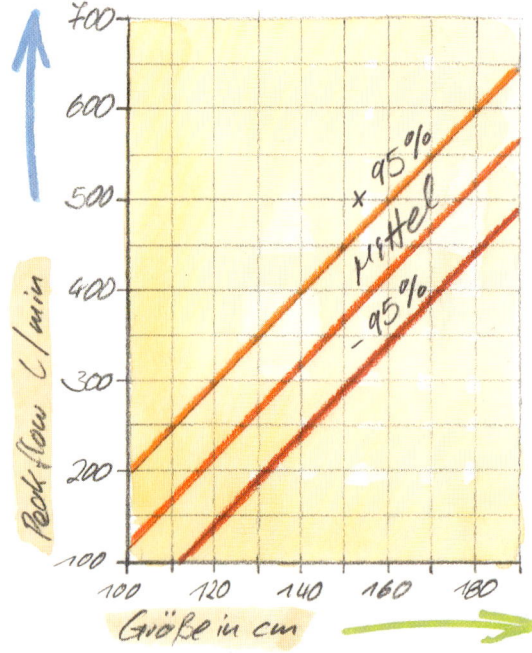

Peak-flow-Normalwerte
(Nach Godfrey et al., 1970)

Peak-flow l/min — Größe in cm

× 95%
Mittel
− 95%

- Wie spricht die Bronchialverengung auf Medikamente an?
- Wie groß sind die Unterschiede zwischen einzelnen Tagen?

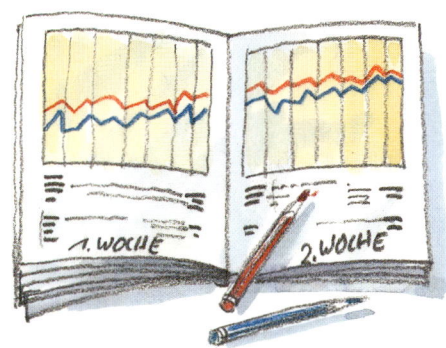

1. WOCHE   2. WOCHE

Erfolg oder Mißerfolg einer Umstellung der Behandlung, v. a. mit vorbeugenden Medikamenten, können über einen längeren Zeitraum beurteilt werden (s. Abschn. 3.5 und 3.6). Ein weiteres wichtiges Einsatzgebiet der Messung des Peak flow ist vor, während und nach Sport (s. Abschn. 4.3).

Da der Arzt genauso wie der Patient dazulernen möchte, bitte die Tagebücher zu den Arztbesuchen mitbringen.

2.5.1 Peak flow als Mittel zur häuslichen Therapiesteuerung

Man legt ein „Verlaufstagebuch" an. Morgens und abends, manchmal auch mittags, wird gemessen. Die Werte vor und nach der Inhalation eines bronchialerweiternden Medikaments werden z. B. mit verschiedenen Farben (Vorschlag: blau = vor der Inhalation, rot = 10 min nach Inhalation) im Verlaufstagebuch notiert. Die Auswertung der Tagebücher gibt Antwort auf folgende Fragen:

- Wie stabil sind die Atemwege?
- Wann werden besondere Belastungen oder Auslöser wirksam?
- Wie stark sind die tageszeitlichen Schwankungen?

2.5.2 Peak flow als Frühwarnsystem

Ein Abfall oder starke Schwankungen der Meßwerte im Vergleich zur vorangegangenen Untersuchung kündigen eine Verschlechterung an (s. Abschn. 4.1). Es ist wichtig, ob die schlechten Meßwerte auch nach der Inhalation mit bronchialerweiternden Mitteln fortbestehen. Für jeden Patienten kann ein Grenzwert festgelegt werden, unterhalb dessen zusätzliche Inhalationen erforderlich sind. Dieser richtet sich nach der „individuellen Bestmarke". Zeigt das Peak-flow-Gerät nach Inhalation eines bronchialerweiternden Medikaments sogar weniger als 50 % des normalen Werts an, ist i. allg. ein Arztbesuch, wenn nicht sogar ein Klinikbesuch, notwendig. Bei einem schweren Asthmaanfall kann es sein, daß das Gerät plötzlich überhaupt nichts mehr anzeigt: Sofort noch einmal mit bronchialerweiternden Medikamenten inhalieren, Kortisontabletten nehmen und ärztliche Hilfe suchen (Abschn. 4.5).

Apropos Bezahlung des Peak-flow-Geräts: Meist wird die Anschaffung von den Kassen übernommen, obwohl im strengen Sinne keine Verpflichtung besteht.

Lungenfunktionsdiagnostik

- Peak flow: Atemspitzenstoß,
- Spirometrie: kleiner Lungenfunktionstest,
- Ganzkörperplethysmograph („Body"): großer Lungenfunktionstest,
- Belastungs- und Provokationstests.

3 Therapie

3.1 Behandlungsziele

Primäres Ziel der Dauertherapie ist die Vermeidung von Asthmabeschwerden und Verbesserung der Lebensqualität. Kinder mit Asthma sollten an der Schule und am Schulsport teilnehmen können.

Die Vielzahl der Medikamente mag auf den ersten Blick verwirrend sein: Tabletten, Sprays, Zäpfchen, Inhalationslösung, Saft, Pulver ...

Im Grunde ist es nicht schwer, einen Überblick zu gewinnen: Bezogen auf die Anwendung unterteilt man

- Medikamente, die örtlich wirken und die man deshalb inhaliert (inhalative Medikamente)
- und solche, die man einnehmen muß (systemische Medikamente).

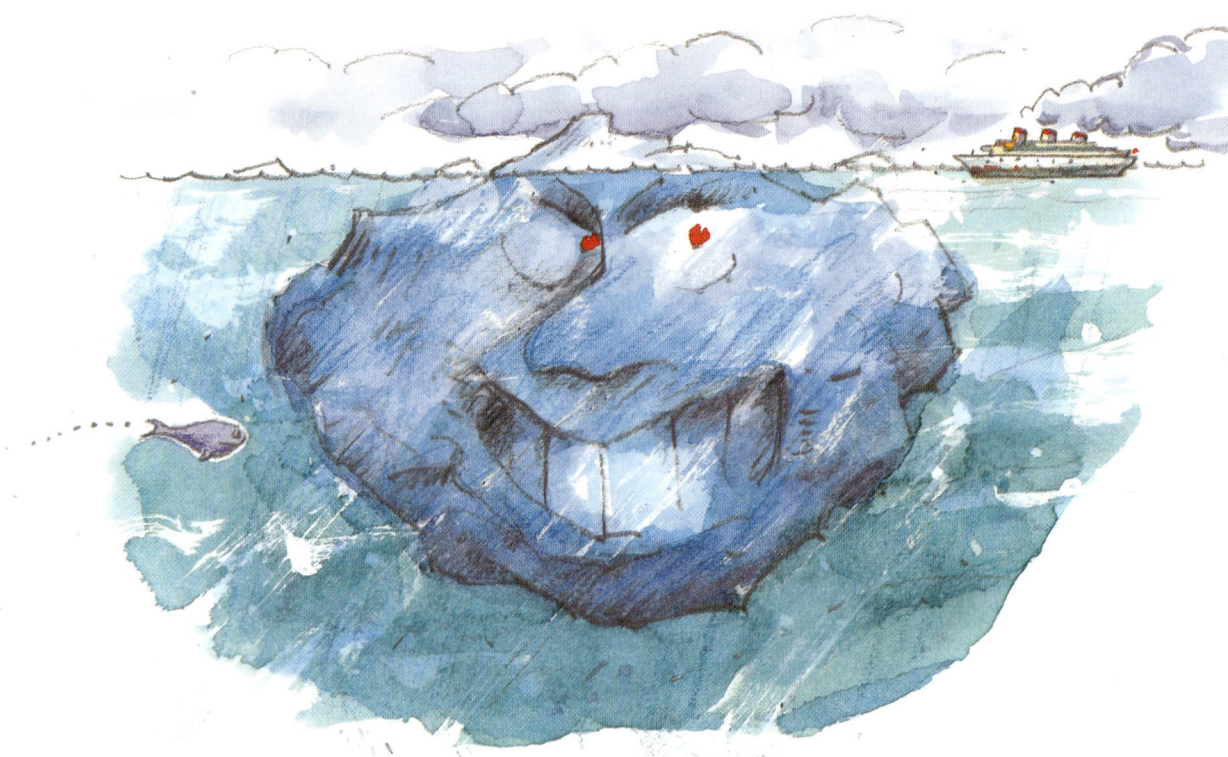

Asthmaanfälle sind nur die Spitze eines Eisbergs ...

Beim näheren Hinsehen lassen sich auch alle Asthmamedikamente von der Wirkung her in eine der beiden folgenden großen Gruppen einordnen:

- bronchialerweiternde Mittel: v. a. β_2-Mimetika und Theophyllin (s. Abschn. 3.3.1 und 3.3.2),
- entzündungshemmende oder stabilisierende Medikamente: v. a. Cromoglycinsäure und Kortikosteroide (s. Abschn. 3.3.3 und 3.4).

Für die Therapie mit Asthmamedikamenten ist es günstig, folgende 6 Gesichtspunkte im Auge zu behalten:

1. Nicht die Erkrankung, sondern das Wohlbefinden in der Familie und im Umgang mit Freunden, regelmäßiger Schulbesuch, Spiel und Sport stehen im Mittelpunkt aller Bemühungen. Das Leben des Kindes mit Asthma bronchiale braucht sich in nichts von dem seiner Altersgenossen zu unterscheiden, außer vielleicht in der Einhaltung einiger vorbeugender Maßnahmen und regelmäßiger Therapie.

2. Vorbeugende Medikamente zu nehmen ist besser, als einen Asthmaanfall zu behandeln. Kindergarten oder Schulbesuch sind keine Gründe, eine regelmäßige Therapie auszusetzen. Auch häufige milde Asthmaanfälle bedürfen einer Langzeitbehandlung. Eine erfolgreiche Therapie nicht zu früh abbrechen, sondern ausreichend lange beibehalten! Nach Asthmaanfällen ausreichend lange nachbehandeln!

3. Um die Behandlung nach der Richtschnur „soviel wie nötig, so wenig wie möglich" zu steuern, ist der Einsatz moderner Diagnostik erforderlich. Außer in leichten Fällen ist ab dem Schulalter eine häusliche Lungenfunktionsmessung mit Peak-flow-Geräten angebracht (s. Abschn. 2.5). Eine Normalisierung der Meßwerte in der Lungenfunktion wird angestrebt, um mögliche Folgeschäden zu vermeiden (s. Abschn. 1.4).

4. Nach Möglichkeit die Medikamente auf dem Wege der Inhalation anwenden!

5. Die Dosierung der Medikamente richtet sich nach Alter, Gewicht oder Körpergröße des Pa-

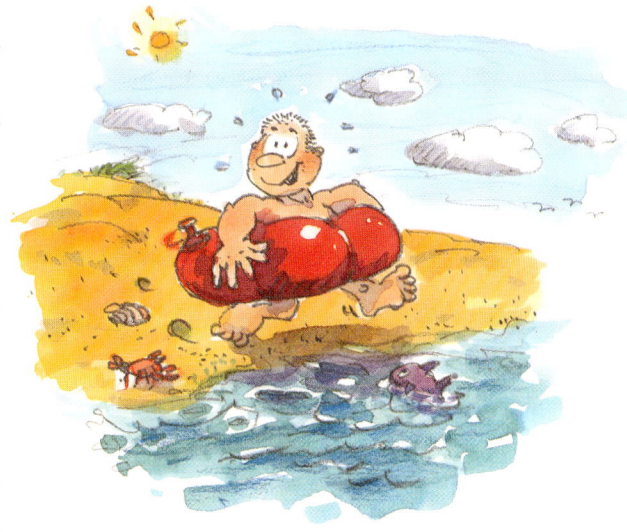

Vorbeugung steht an erster Stelle!

tienten, seinem Tagesrhythmus und dem Schweregrad der Erkrankung. Am besten ist es, auch die Tages- und Einzeldosis für die Dauerbehandlung schriftlich zu erhalten und auch das Eintreten einer Verschlechterung und von Notfällen bereits vorweg zu klären.

6. Unerwünschte Wirkungen von Medikamenten kündigen sich gewöhnlich durch leichte Begleiterscheinungen an. Schwerere Probleme sind daher meist vermeidbar, auch wenn dazu ärztliche Kontrollen erforderlich sind.

Wege der Therapie
- inhalativ:
  Druckvernebler (z. B. Pariboy),
  Dosieraerosol (Spray) und Inhalationshilfe,
  Pulverinhalation;
- systemisch:
  Tabletten (oral),
  Saft (oral),
  Zäpfchen.

3.2 Die Kunst des Inhalierens

Asthma bronchiale ist keine Erkrankung der Speise-, sondern der Atemwege. Das Erfolgsrezept der Inhalation von Medikamenten besteht darin, am Ort des Geschehens mit der geringsten Dosis die größte Wirkung bei der niedrigsten Rate unerwünschter Begleiterscheinungen zu erzielen. Die Inhalation mag mitunter etwas mühseliger sein, als schnell eine Tablette „einzuwerfen". Bei der Notwendigkeit einer Langzeitbehandlung ist die Verträglichkeit aber ein wesentlicher Punkt. Es gibt verschiedene Möglichkeiten der Inhalation. Grundsätzlich lassen sie sich auch gut kombinieren.

3.2.1 Inhaliergeräte (Druckvernebler)

In nahezu allen Lebensaltern gewährleistet ein elektrisch betriebener Druckvernebler eine zuverlässige Medikamentenaufnahme. Das Gerät besteht aus einem Kompressor zur Erzeugung der Druckluft, der Inhalationskammer und einem Schlauchsystem. Die Inhalationslösungen werden von einer Düse so fein zerstäubt, daß sie bis in die Lungenbläschen vordringen.

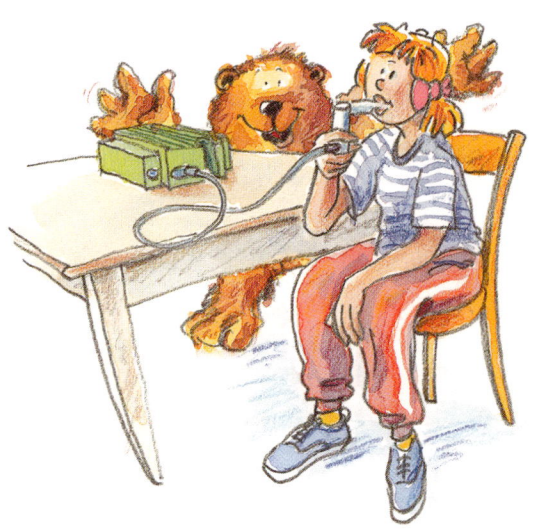

Für Säuglinge und Kleinkinder eignet sich als Aufsatz des Schlauchsystems am ehesten eine Atemmaske (ggf. vorher Nasentropfen!), für größere Kinder ein Mundstück. Geeignete Geräte für den Hausgebrauch werden speziell vom Arzt verschrieben. Bei der Inhalation mit dem Druckvernebler sollte man i. allg. mit 5–10 min auskommen.

Die Inhalationslösung richtet sich nach dem Bedarf: Physiologische, d. h. 0,9%ige Kochsalzlösung (NaCl) allein befeuchtet bereits die Atemwege. Sie kann selbst hergestellt werden (1 gehäufter Teelöffel Salz auf 1 l abgekochtes Wasser), ist aber auch käuflich erhältlich. Von der Lösung werden 2–4 ml in den Behälter für die Inhalierlösung eingemessen.

Am Medikamenten sind in Deutschland Cromoglycinsäure und β_2-Mimetika als Inhalierlösung oder „Inhalat" im Handel (s. Abschn. 3.3.1 und 3.3.3). Die Dosierung wird von Ärzten nach dem Gewicht oder Alter der Kinder berechnet.

- Für den Effekt der Medikamente ist aber weniger die vom Arzt verordnete Dosis als vielmehr die Inhaliertechnik wesentlich. Man rechnet von ärztlicher Seite selbst bei guter Technik mit einem maximalen Anteil von 30%, der in den Atemwegen ankommt.

Der Teil der Medikamente, welcher in den Raum vernebelt wird, ist unschädlich.

Ein Nachteil der Druckvernebler ist der Aufwand: Die Geräte sind zwar relativ handlich, benötigen aber mehr Platz als Sprays. Tragbare Geräte haben eine begrenzte Verneblerleistung.

Es ist wichtig, sich den Gebrauch, die Wartung und die Reinigung der Geräte von der Sprechstundenhilfe oder dem Sanitätshaus ausführlich erklären zu lassen. Ältere Kinder können leicht selbst mit den Geräten umgehen. Häufiger jedoch kommt von ihnen der Wunsch, auf die bequemeren Sprays oder Pulverinhalatoren umzusteigen, sobald die akute Krankheitsphase überstanden ist.

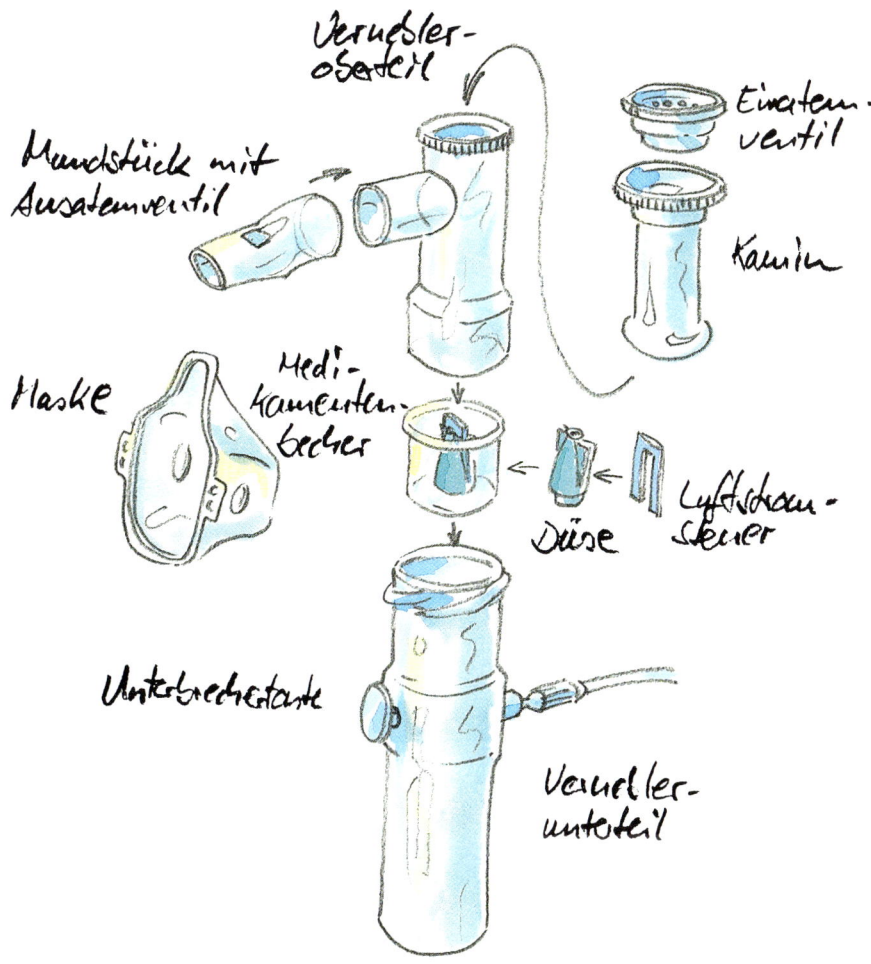

Vernebler-oberteil

Mundstück mit Ausatemventil

Einatem-ventil

Kamin

Maske

Medi-kamenten-becher

Düse

Luftstrom-steuer

Unterbrechertaste

Vernebler-unterteil

Diese bieten sich als „Taschenausgabe" des Verneblers an. Sie werden mit Treibmitteln betrieben, welche für diese Zwecke gestattet sind. Die einzelnen Sprühstöße werden „Hübe" genannt. Neben β_2-Mimetika können Cromoglycinsäure und Kortisonpräparate inhaliert werden. Die richtige Anwendung erfordert Training, z.B. mit medikamentenfreien Übungssprays. Folgende Technik hat sich ab dem Schulalter bewährt (die Dauer für eine Inhalation liegt unter 1 min):

- Falls vorhanden, Schutzkappe abnehmen,
- Dosieraerosol gut durchschütteln,
- der Behälterboden zeigt nach oben,
- Kopf aufrecht halten und so tief wie möglich ausatmen,
- das Mundstück in den Mund nehmen,
- mit den Lippen fest umschließen,
- kräftig einatmen, gleichzeitig fest auf den Behälterboden drücken und den ausströmenden Aerosolstoß mit einatmen,
- einige Sekunden (falls möglich 5–10 s) den Atem anhalten,
- Mundstück aus dem Mund nehmen und langsam ausatmen.

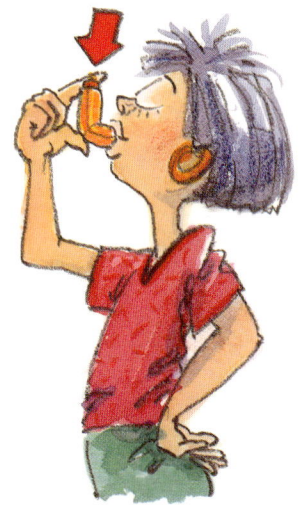

Mundstück benutzt. Für Säuglinge und Kleinkinder stehen Inhalationshilfen mit Atemmasken zur Verfügung. 5 Atemzüge sind i. allg. ausreichend. Die Techniken, mit denen Eltern die mangelnde Kooperation von Säuglingen überwinden, sind unterschiedlich: während des Schlafs, beim Schreien etc. Es ist zu empfehlen, jeweils nur 1 Hub auf einmal in die Inhalationshilfe zu sprühen.

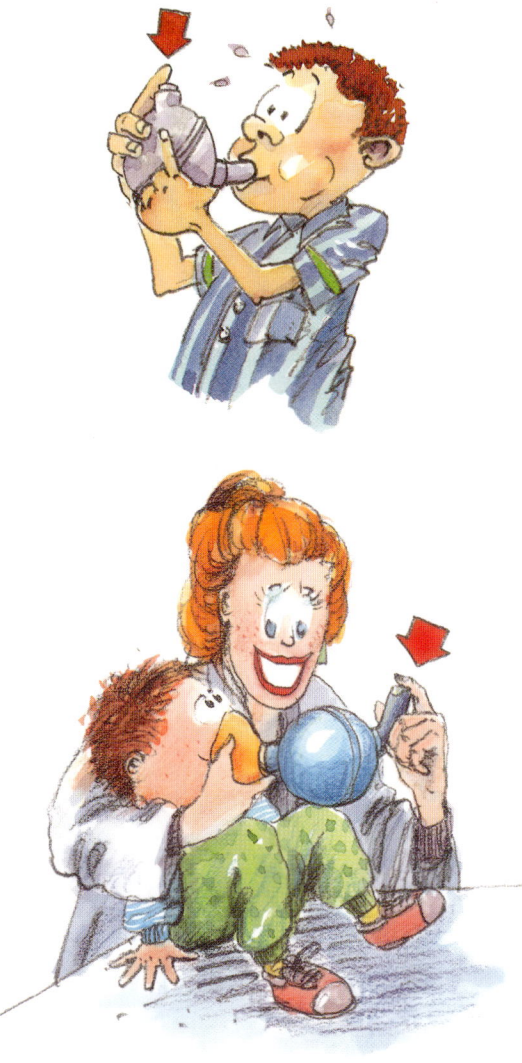

Der wesentliche Nachteil dieser Geräte besteht darin, daß selbst bei optimaler Technik nur ein Teil der Medikamente die Lunge erreicht. Der Rest bleibt im Nasen-Rachen-Raum hängen (Aufprall mit 30 km/h).

Während Asthmabeschwerden ist die Atmung unruhiger, oberflächlicher und schneller. Eine Atempause zur korrekten Inhalation aus Spraydosen ist nicht möglich. Bei einigen Kindern (und Erwachsenen) ist die erforderliche „Hand-Mund-Koordination" nicht gewährleistet. Dann ist in jedem Fall auf Inhalierhilfen oder Pulverinhalatoren zurückzugreifen.

Hinweis: Spraydosen nicht der prallen Sonne aussetzen (Reisen etc.)!

3.2.3 Inhalationshilfen für Sprays

Inhalationshilfen (Spacer) werden zwischen Spraydosen und Atemwege zwischengeschaltet. Auf der einen Seite der Inhalationshilfe wird die Spraydose aufgesteckt. Der Sprühstoß verliert seine Geschwindigkeit, und die Wirksubstanz verteilt sich in dem Behälter. Sie kann dann bei ruhiger Atmung ohne besondere Manöver über das andere Ende tief eingeatmet werden und dringt bis in die Lungenbläschen vor. Etwa ab dem Kindergartenalter wird ein

Der einzige wirkliche Nachteil einiger Inhalierhilfen besteht darin, daß sie relativ sperrig sind. Einige der auf dem Markt angebotenen Modelle sind auch nicht gerade billig, und sie passen auch nicht alle auf jede Spraydose. Welches System Sie auch immer benutzen: Lassen Sie sich den Gebrauch gut erläutern!

3.2.4 Pulverinhalation

Eine weitere Alternative zu Verneblern besteht in Pulverinhalatoren. Das Einsaugen des Pulvers geschieht während der Einatmung. Es ist ein gewisser Sog notwendig, der von kleinen Kindern oder während eines schweren Asthmaanfalls nicht aufgebracht werden kann. In Pulverform stehen β_2-Mimetika, Kortikosteroide und Cromoglycinsäure zur Verfügung. Am ehesten sollten aber vorbeugende Medikamente in der Pulverform angewendet werden. Bei einigen Präparaten wird bei der Inhalation ein Hustenreiz hervorgerufen. Bei anderen ist das Pulver so fein, daß die Einatmung gar nicht bemerkt wird. Es ist darauf zu achten, daß nicht in den Pulverinhalator ausgeatmet wird, da die Feuchtigkeit den Mechanismus beeinträchtigen kann. Während eines Asthmaanfalls sollte in erster Linie immer ein Vernebler angewendet werden.

3.3 Medikamente

In den folgenden Abschnitten werden die Eigenschaften der wichtigsten Medikamente erläutert. Bitte lassen Sie sich zeigen, zu welcher Gruppe die Ihrem Kind verschriebenen Mittel gehören.

Es gibt 2 Gruppen von Medikamenten:
- Vorbeugende und entzündungshemmende Medikamente stabilisieren die Atemwege gegen Auslösereize: DNCG und Kortikosteroide.
- Atemwegserweiternde Medikamente helfen im Anfall und bei Beschwerden: β_2-Mimetika und Theophyllin.

3.3.1 β_2-Mimetika

Die Substanznamen der Medikamente lauten z.B. Clenbuterol, Fenoterol, Salbutamol, Terbutalin, Formoterol, Salmeterol, Reproterol etc.

β_2-Mimetika haben chemisch Ähnlichkeiten mit dem körpereigenen Stoff Adrenalin, welcher den Körper in Alarmbereitschaft versetzt. Als klassische bronchialerweiternde Mittel mit „Sofortwirkung" stellen sie die Asthmamedikamente der 1. Wahl dar. Bei Anfällen lösen sie innerhalb von Minuten die Verkrampfung der Bronchialmuskulatur: Sie sprengen die Verschnürung des Bronchialbaums und öffnen das Tor zu den Atemwegen (s. Abschn. 1.2). Aus diesem Grund sind β_2-Mimetika die klassischen Notfallmedikamente. β_2-Mimetika unterstützen aber auch den Schleimtransport aus der Lunge durch Beschleunigung der Flimmerhärchen. β_2-Mimetika haben keinen Einfluß auf Entzündungsreaktionen und bessern keine Allergie.

Idealerweise werden β_2-Mimetika inhaliert. Die Wirkung setzt bei den kurz wirksamen (z. B. Salbutamol) innerhalb von Minuten nach dem Gebrauch ein. Nach der Inhalation hält die Wirkung der meisten β_2-Mimetika für 3–6 h an, bei Salmeterol und Formoterol bis zu 12 h.

- β_2-Mimetika werden zusätzlich zu 2–3 ml 9,9%igem NaCl oder Cromoglycinsäure in den Behälter des Inhaliergeräts getropft. Die Dosierung ist vom Arzt festzulegen.
- Wird von den Sprays mehr als 1 Hub pro Einzeldosis verordnet, so wartet man zwischen den Spraystößen 5 min ab.

β_2-Mimetika können gezielt, z. B. während Erkältungskrankheiten, vor absehbaren körperlichen Anstrengungen wie Sport, beim Hinausgehen in kalte Witterung oder abends (bei nächtlichem Husten) eingesetzt werden. In Beschwerdeperioden kann man β_2-Mimetika einige Tage lang auch häufiger als 4mal täglich gebrauchen (s. Abschn. 4.5). Eine Absprache mit dem Arzt ist jedoch unerläßlich, da längerdauernde Beschwerden ein Zeichen dafür sind,

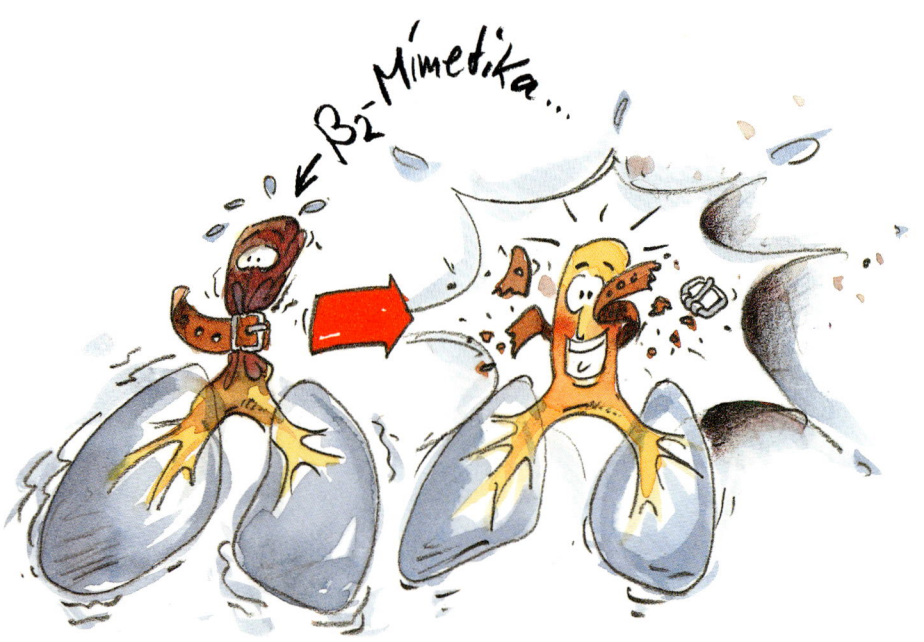

daß man die vorbeugende entzündungshemmende Therapie intensivieren muß.

Bei akuter Atemnot wird am besten ein Inhaliergerät (ggf. unter Zufuhr von Sauerstoff) verwendet. Falls keines zur Verfügung steht, ist der Gebrauch von Inhalationshilfen zu empfehlen. Diese kann man auch selbst behelfsmäßig aus Plastikbechern etc. herstellen.

Im Krankenhaus werden β_2-Mimetika bei schweren Anfällen gelegentlich in der Spritze gegeben.

Im Säuglings- und Kleinkindalter wird neben der Inhalationslösung auch Saft eingesetzt, bei älteren Jugendlichen oder Erwachsenen manchmal Retardtabletten.

Als Nebenwirkung zeigt sich manchmal kurz nach der Anwendung Muskelzittern (z.B. der Hände) oder Unruhe. Beides wird als unangenehm empfunden, es droht aber keine ernsthafte Gefahr, und die Erscheinungen klingen von selbst ab. Darüber hinaus ist eine Beschleunigung des Herzschlags möglich. Diese Zeichen sind vom Patienten bzw. den Eltern leicht selbst festzustellen. Es ist fast nie erforderlich, deswegen auf β_2-Mimetika zu verzichten. In der Inhalationslösung genügt manchmal eine Verminderung der Dosis. Bei Säuglingen oder besonders gefährdeten Patienten ist die erste Anwendung von β_2-Mimetika in der Klinik zu empfehlen.

Da Sprays mit β_2-Mimetika schnell Erleichterung bringen und einfach anzuwenden sind, besteht die Versuchung, sich allein auf sie zu verlassen.

- Wenn wiederholt Beschwerden auftreten, Schwankungen im Peak-flow-Protokoll zunehmen und in der Lungenfunktion häufiger unzureichende Werte gemessen werden, weist dies dringlich auf die Notwendigkeit einer vorbeugenden, entzündungshemmenden oder stabilisierenden Langzeittherapie hin.

β_2-Mimetika gibt es unter vielen verschiedenen Namen und auch in Kombinationen. Daher sieht man es in der Praxis nicht selten, daß Patienten mehrere Sprays nebeneinander benutzen. Auch hier gilt: Die Therapie sollte eher durch andere Medikamente im Sinne einer Kombination ergänzt werden. In Schulungskursen ist die Farbe der Medikamente rot, das Tiersymbol ist der Maulwurf.

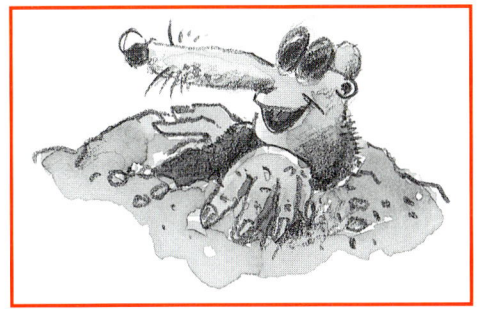

β_2-Mimetika

- Ähneln dem körpereigenen „Streßhormon" Adrenalin aus dem Nebennierenmark,
- sie beseitigen den Bronchospasmus;
- ihre Wirkung tritt bei Inhalation innerhalb von Minuten ein („sofort");
- sie hemmen die allergische Frühreaktion;
- die Wirkungsdauer beträgt 2–6 h.

Unerwünschte Wirkungen der β_2-Mimetika

- Muskelzittern und Herzklopfen: verschwinden von selbst ohne bleibende Schäden und können durch Dosisanpassung vermieden werden;
- sind bei systemischer Anwendung häufiger als bei inhalativer;
- Gefahr der Gewöhnung bei langdauernder alleiniger Anwendung: Erhöhung der Hyperreagibilität und Verkürzung der Wirkdauer.

3.3.2 Theophyllin

Theophyllin hat chemisch Ähnlichkeiten mit Koffein. Ähnlich wie β_2-Mimetika erschlafft es die Ringmuskelschicht der Bronchien und erweitert damit die Atemwege. Es wirkt atemanregend. Theophyllin soll zusätzlich das Zwerchfell, den wichtigsten Atemmuskel, stärken und auch leichte entzündungshemmende Eigenschaften besitzen. Theophyllin ist schwächer und langsamer wirksam als β_2-Mimetika. Man kann β_2-Mimetika und Theophyllin auch zusammen anwenden.

Theophyllin kann nicht inhaliert werden. Es wird in Form von Tropfen, Tabletten, Kapseln oder kleinen Kügelchen geschluckt. Es wirkt erst, wenn im Blut eine bestimmte Konzentration, ein „Wirkspiegel", erreicht ist. In flüssiger Form wird Theophyllin vom Darm schnell aufgenommen. Nach der Einnahme dauert es etwa 1 h, bis die größte bronchialerweiternde Wirkung erreicht ist. Von Kindern jenseits des Säuglingsalters wird Theophyllin schnell abgebaut und die Wirkung läßt rasch nach.

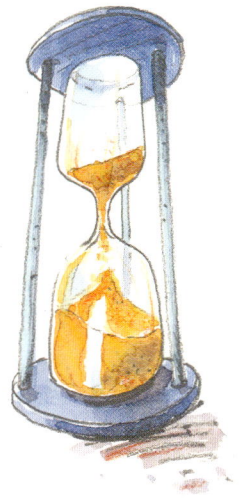

Selbst gleich schwere Kinder brauchen nicht gleich viel Theophyllin, um einen gleich hohen Wirkspiegel im Blut zu erreichen. Die einen benötigen mehr, die anderen weniger. Eine Überdosierung muß auf jeden Fall vermieden werden. Ein zu niedriger Medikamentenspiegel im Blut ist unwirksam.

Was tun? Um abzuschätzen, welche Dosis für jedes Kind die richtige ist, gibt es die sog. „Spiegelbestimmung": So nennt man die Messung der Menge eines Medikaments im Blut zum Zeitpunkt der „Spitzenkonzentration" nach einer Einnahme. Je nach dem Ergebnis wird die Tagesdosis erhöht oder verringert.

Für die Dauertherapie erfand man daher Zubereitungen, von denen eine Dosis für 12 h geschluckt und die Aufnahme aus dem Darm künstlich verzö-

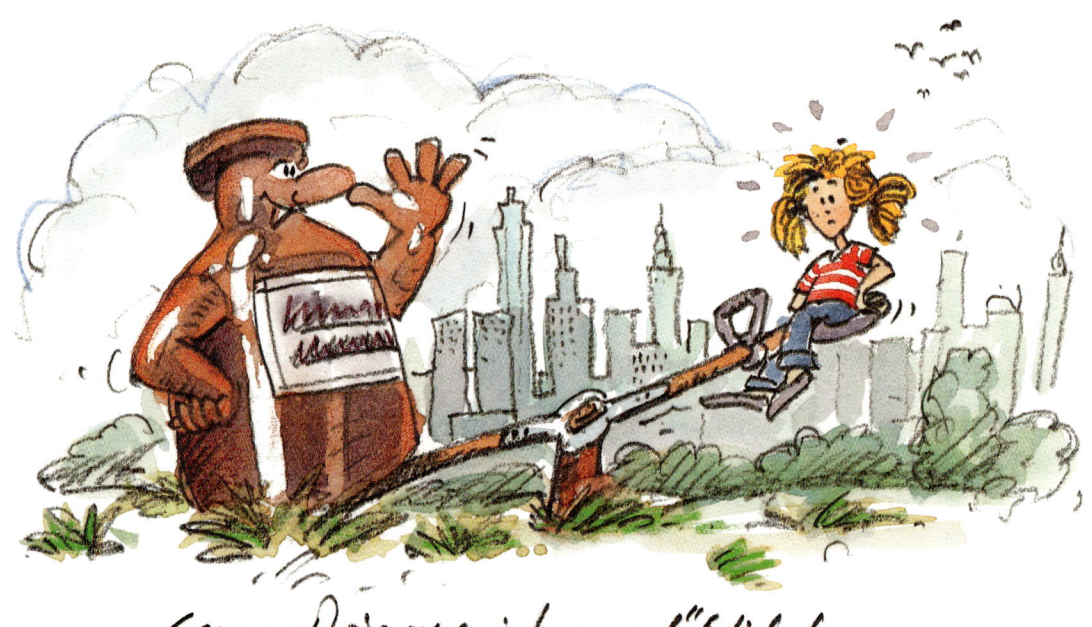

Genaue Dosierung ist unerläßlich!

gert wird („Retard-Form"). Der Wirkstoff wird dazu z. B. in kleinen Kügelchen versteckt. Diese geben ihren Inhalt nur in kleinen Portionen, gleichmäßig über mehrere Stunden verteilt, frei.

Große Kinder und Erwachsene nehmen Kapseln, die diese Kügelchen enthalten. Für Kleinkinder hat es sich bewährt, die Kapseln zu öffnen und die kleinen Kügelchen unter Brei, Joghurt etc. zu mischen. Auf diese Weise läßt sich der Inhalt auch teilen. Die höchste Konzentration im Blut, der „Spitzenspiegel", wird mit dieser Zubereitung 4–8 h nach der Einnahme erreicht. Die Form der Einnahme gestattet es meist, nur 2 Dosen Theophyllin pro Tag zu nehmen. Manche Ärzte ziehen es bei nächtlichen Beschwerden vor, die Abenddosis höher als die Morgendosis anzusetzen.

Bei Erkältungskrankheiten und fieberhaften Infekten (Schnupfen, Grippe) wird Theophyllin langsamer abgebaut, so daß es leichter zu einer Überdosierung kommt. Es empfiehlt sich, bei Fieber > 40° C über 24 h bereits vor dem Auftreten von Nebenwirkungen die Dosis zu verringern. Dies gilt auch bei der Einnahme anderer Medikamente, die möglicherweise den Abbau von Theophyllin beeinflussen (s. Abschn. 3.5). Im Zweifelsfall den behandelnden Arzt anrufen!

Für den Notfall kann von ärztlicher Seite schon vorbeugend eine Dosisberechnung für den Einsatz von Tropfen festgelegt werden (s. Abschn. 4.5). Die Weiterbehandlung erfolgt dann häufig in „Retard-Form".

Im Krankenhaus wird Theophyllin bei schweren Anfällen als Dauertropf in die Vene gegeben. Teilen Sie bitte bei der Aufnahme Ihres Kindes im Krankenhaus jede vorausgegangene Einnahme von Theophyllin mit.

Schwere Nebenwirkungen oder eine Überdosierung kündigen sich mit Kopfschmerzen, Übelkeit, Bauchschmerzen, Erbrechen und Unruhe an. Die gleichen Zeichen, insbesondere Magendrücken, können während der ersten Tage der Einnahme auch bei korrekter Dosierung auftreten. Sie sind vermeidbar, wenn mit einer niedrigeren Dosis begonnen wird und diese schrittweise bis zur gewünschten gesteigert wird.

Auf keinen Fall die Dosierung eigenständig erhöhen! Falls das Kind nach der Einnahme erbrochen hat, in der Regel nichts nachgeben! In den Schulungskursen ist die Farbe des Medikaments blau das Tiersymbol ist das Krokodil.

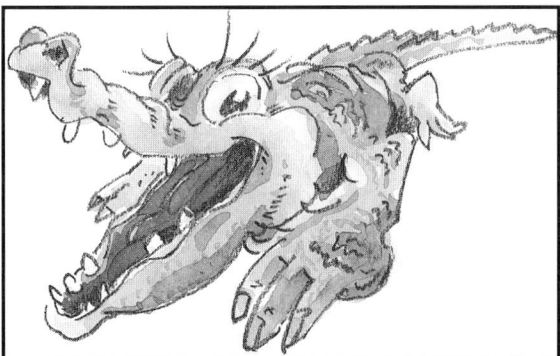

Theophyllin

- Ähnelt dem Koffein,
- wirkt atemwegserweiternd,
- der Wirkungseintritt hängt von der Darreichungsform ab (Tropfen, Tabletten mit verzögerter Wirkung),
- die Wirkdauer beträgt bei Retard-Tabletten 6–12 h,
- Überprüfung des Theophyllin-Spiegels im Blut notwendig,
- bei Infekten Dosis halbieren.

Mögliche Nebenwirkungen des Theophyllin

- Bei hoher Dosierung:
  Konzentrationsstörungen,
  Überaktivität,
  Schlafstörungen;
- Bei Überdosierung:
  Übelkeit, Kopfschmerzen, Bauchschmerzen
  (Therapie: nicht weitergeben, Rücksprache mit dem Arzt).

3.3.3 Cromoglycinsäure (DNCG)

Die vorbeugende Behandlung von Kindern mit Asthma bronchiale ist durch Cromoglycinsäure (DNCG) leicht geworden. Das Medikament übt bei örtlicher Anwendung eine stabilisierende Schutzwirkung aus. Es unterdrückt die Freisetzung von schädigenden Botenstoffen körpereigener Entzündungszellen und hemmt möglicherweise erregende Nervenimpulse in der Bronchialwand. Dadurch schirmt es die Luftwege vor Schäden durch äußere oder innere Reize wie z. B. Kälte, Erschütterung, Anstrengung oder Allergene ab. Die Atemwege werden weniger anfällig. Bei aktuellen Beschwerden hat das Medikament jedoch keinen Nutzen.

Haupteinsatzbereiche sind das allergische Asthma und das Belastungsasthma. Der Erfolg (oder Mißerfolg) kann mitunter erst nach einigen Wochen regelmäßiger Behandlung beurteilt werden. Das heißt im Klartext: Die Behandlung von heute hilft in 14 Tagen. Cromoglycinsäure steht als Spray, Pulver oder Lösung zur Inhalation zur Verfügung. Die Anwendung in der Dauertherapie erfolgt 3- bis 4mal täglich. Zu Beginn der Behandlung wird man häufiger inhalieren, später schraubt man die Frequenz dann zurück.

Als vorbeugendes Medikament muß Cromoglycinsäure regelmäßig angewendet werden. Dies klingt einleuchtend, aber das Problem liegt darin, daß für das Kind das unmittelbare Erfolgserlebnis ausbleibt und es sich fragt: Ist das überhaupt nötig? Beim Asthma ist diese Frage jedoch mit einem kleinen „Ja" zu beantworten. Genauso wie man einen Regenschirm aufspannt, so lange man noch trocken ist oder einen Sonnenschirm vor dem Sonnenbrand, wird vorbeugend behandelt, solange noch keine Entzündung besteht. Um in den Genuß des Therapieerfolgs zu kommen und einmal erreichte Beschwerdefreiheit nicht unsinnig schnell zu gefährden, braucht man sozusagen einen „langen Atem" und ein gutes Gedächtnis! Mit Peak-flow-Messungen über Wochen läßt sich sehr schön die Stabilisierung des Verlaufs nachweisen

(s. Abschn. 2.5). Auch die ausführlichen Lungenfunktionsuntersuchungen und nicht zuletzt Empfindlichkeitsprüfungen zeigen den schützenden Einfluß von Cromoglycinsäure (s. Abschn. 2.4). In Schulungskursen ist die Farbe dieses Medikaments grün, das Tiersymbol ist der Igel.

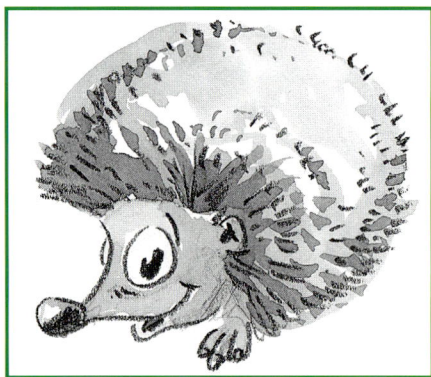

Cromoglycinsäure (DNCG)

- Stammt aus einer chinesischen Wurzel und wirkt entzündungshemmend,
  antiallergisch,
  hyperreagibilitätsdämpfend,
- hemmt die allergische Früh- und Spätreaktion,
- optimale Wirkung nur bei Dauertherapie,
- Schutzfunktion baut sich über Wochen auf,
- Wirkung bleibt auch nach Absetzen tagelang erhalten.

Cromoglycinsäure ist eines der sichersten Medikamente und kann ohne Gefahr über Jahre hinweg benutzt werden. Echte schwere Nebenwirkungen sind nicht bekannt. Manche Kinder reagieren auf die Inhalation mit Husten. Man kann dies vermeiden, indem man ein β_2-Mimetikum gleichzeitig oder vorher inhaliert. Nedocromil wirkt ähnlich wie Cromoglycinsäure.

Die wichtigste „Nebenwirkung" ist die Zeit, die das Kind zur Inhalation braucht.

Cromoglycinsäure und β_2-Mimetika

Da die Inhalation von vorbeugenden, entzündungshemmenden, luftwegsstabilisierenden Medikamenten in Kombination mit bronchialerweiternden Mitteln sehr wirkungsvoll ist, werden β_2-Mimetika und Cromoglycinsäure häufig zusammen verschrieben. Cromoglycinsäure führt möglicherweise sogar dazu, daß sich der Effekt von β_2-Mimetika bei längerer Anwendung nicht abschwächt. Es muß jedoch sichergestellt sein, daß bei Beschwerdefreiheit die Behandlung mit Cromoglycinsäure weitergeführt wird. Bei Anstrengungsasthma wird das Medikament etwa 20–30 min vor dem Sport angewendet.

3.4 Kortikosteroide

Die Substanznamen heißen z. B. Beclometason, Budesonid, Flunisolid, Fluticason etc. (zur Inhalation) und Prednisolon (Tabletten, Zäpfchen).

Kortikosteroide ähneln dem körpereigenen Hormon Kortison aus der Nebennierenrinde. Vom Körper wird dies normalerweise bei Streß vermehrt ausgeschüttet.

Kortikosteroide sind die stärksten vorbeugenden Medikamente gegen die Bronchialwandentzündung. Ihre Wirkung ist wie die eines Feuerlöschers gegen Entzündungszellen gerichtet (s. Abschn. 1.2). Auch Allergien werden gebremst, die Wirkung von β_2-Mimetika verstärkt. Von der Einnahme bis zum Wir-

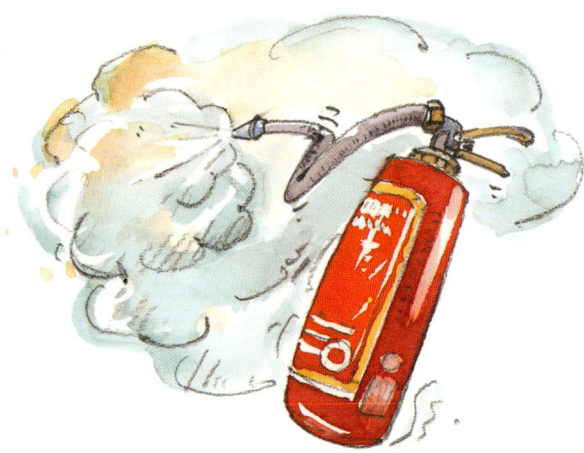

kungseintritt dauert es allerdings mindestens einige Stunden, nach der Inhalation noch länger. Daher sind Kortikosteroidtabletten beim akuten Anfall eher verzögert wirkende Feuerlöscher. Wenn das Medikament nur über kurze Zeit (z. B. einige Tage) eingenommen wird, ist die Verträglichkeit selbst in hoher Dosierung sehr gut.

Kortikosteroide („Kortison", Glukokortikoide, Steroide etc.)

- Chemisch ähnlich wie das menschliche Hormon Kortison aus der Nebennierenrinde
- antiallergisch,
- abschwellend,
- hemmen die allergische Spätreaktion.

3.4.1 Dauertherapie mit Kortikosteroiden

Bei längerfristiger Gabe ist immer die Inhalation anzustreben. Die Methode der Wahl ist die Verwendung von Sprays zusammen mit einer Inhalationshilfe. Bei Kombination mit einem β_2-Mimetikum wird dieses zuerst inhaliert. Wenn die Bronchien weit sind, kann sich das Kortikosteroid gleichmäßig über die Atemwege ausbreiten, und es besteht ein günstiges Dosis-Wirkungsverhältnis. Die Benutzung von Inhalationshilfen mit Atemmasken erlaubt die Anwendung selbst bei Säuglingen und Kleinkindern (s. Abschn. 3.2).

Bis zum vollen Wirkungseintritt der Sprays können durchaus Wochen vergehen. So lange dauert es, bis sich die Entzündung der Bronchialschleimhaut bessert. Mit dem Peak flow läßt sich der Erfolg über einen längeren Zeitraum verfolgen (s. Abschn. 2.5). In der Lungenfunktion können sich Überblähungszeichen oder Veränderungen der kleinen Luftwege zurückbilden (s. Abschn. 2.3).

Auch bei Sprays wird versucht, die geringstmögliche Kortikosteroiddosis herauszufinden. Da nach der Verminderung der Dosis die Wirkung noch eine Weile anhält, werden Änderungen nur in langsamen Schritten unter regelmäßigen Lungenfunktionskontrollen geplant (s. Abschn. 2.3). Bei der richtigen

Dosisanpassung sind Peak-flow-Messungen eine große Hilfe. Setzt man die Dosis zu schnell herab, läßt sich im Peak flow eine schrittweise Verschlechterung oder eine Zunahme der Schwankungen über mehrere Tage nachvollziehen, bevor es wieder zu Beschwerden kommt (s. Abschn. 2.5). Zwischen einzelnen Sprays bestehen große Unterschiede in der Stärke.

Nach der Inhalation wird der Mund zur Vermeidung eines Pilzbelags gründlich gespült. Eine nur vorübergehend auftretende Nebenwirkung der Kortikosteroidsprays ist die tiefere Stimme (Zarah-Leander-Syndrom). Nach Therapieende bekommt die Stimme rasch wieder ihren normalen Klang. Die früher angewandte Methode der Depotkortisonspritze während der Heuschnupfensaison ist wegen ihren Nebenwirkungen verlassen worden. Außer Sprays stehen gegenwärtig in Deutschland noch Pulverzubereitungen zur Inhalation zur Verfügung. Sie sind leicht mitzuführen. In Schulungskursen ist die Farbe für inhalative Kortikosteroide gelb, das Tiersymbol die Schildkröte.

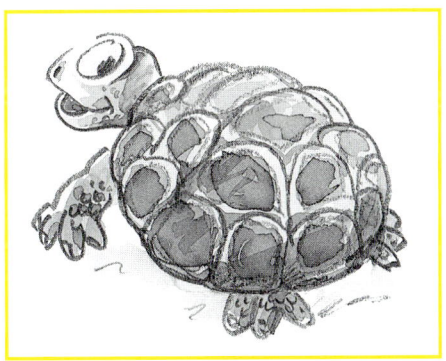

Inhalative Kortikosteroide

- Die Wirkdauer einer Dosis liegt etwa bei 12 h;
- die Zeit bis zum vollen Wirkungseintritt beträgt Tage bis Wochen (vorbeugend!);
- nach Dauertherapie kann die Besserung noch lange anhalten (durch Abklingen der Entzündung);
- größte Effektivität mit der Inhalationshilfe („Spacer").

Mögliche Nebenwirkungen

- Keine Nebenwirkungen bei niedriger Dosierung,
- manchmal tiefe Stimme (wird nach Absetzen wieder normal),
- Mundsoor (kann durch Ausspülen des Mundes vermieden werden),
- zur Vermeidung Verwendung der Inhalationshilfe („Spacer").

Bei besonders schweren Krankheitsverläufen ist es gelegentlich unumgänglich, Kortikosteroide über einen längeren Zeitraum unter engmaschiger regelmäßiger ärztlicher Kontrolle auch als Tabletten einzunehmen. Bei langfristiger Behandlung wird manchmal die Einnahme an jedem 2. Tag empfohlen, damit der Körper sich nicht an Kortikosteroide gewöhnt. Um die Dosis so gering wie möglich zu halten, werden meist inhalative Kortikosteroide zusätzlich verwendet. Es sind regelmäßige ärztliche Untersuchungen erforderlich. In Schulungskursen ist die Farbe für orale Kortikosteroide orange, das Tiersymbol das Nashorn.

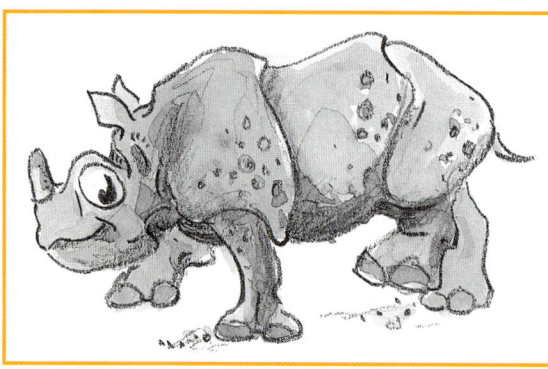

Systemische Kortikosteroide

- Einmalige hohe Dosis im Notfall oder
- absteigende Dosierung über eine Woche bei starken, anhaltenden Beschwerden oder
- sehr niedrige Dosierung (jeden 2. Tag) über Wochen bei sehr schwerem Verlauf (selten).

3.4.2 Kortikosteroide im Notfall

Kortikosteroidsprays sind keine Notfallmedikamente. Bei akuter Atemnot haben sie keine Berechtigung. Beim akuten, schweren Asthmaanfall werden Kortikosteroide in die Vene, als Tabletten oder bei kleinen Kindern und Säuglingen, die keine Tabletten nehmen, als Zäpfchen gegeben. Die Kurzzeitverträglichkeit von Kortikosteroiden ist ausgezeichnet. Selbst bei einer einmaligen Anwendung hoher Dosen sind Befürchtungen, die Nebenwirkungen betreffen, unberechtigt. Bis zum vollen Wirkungseintritt vergehen mitunter Stunden. Daher bei Notfällen gleich ausreichend dosieren, aber nicht zu Hause auf die Wirkung vertrauen, sondern gleichzeitig den Arzt anrufen oder in die Klinik fahren (s. Abschn. 4.5). Die Dosis für den Notfall beträgt i. allg. 100 mg! Ein Vorschlag für eine Kortikosteroidtherapie über mehrere Tage für den Fall, daß keine medizinische Hilfe erreichbar sein sollte, findet sich weiter hinten im Buch (s. Abschn. 4.6).

3.4.3 Nebenwirkungen der Kortikosteroide

Der Körper gewöhnt sich unter längerdauernder „systemischer" Behandlung (z. B. bei wochen- und monatelanger regelmäßiger Einnahme von Tabletten) an die Zufuhr von Kortikosteroiden. Er kann dann außerstande sein, in Streßsituationen (z. B. bei Erkältungskrankheiten, unter körperlicher Belastung usw.) körpereigenes Kortison selbständig in ausreichender Menge bereitzustellen. Daher ist die Dosierung von Kortikosteroiden für die Dauer von Erkältungskrankheiten u. U. sogar zu erhöhen.

Schwere Nebenwirkungen der Kortikosteroidtabletten (Gewichtszunahme, Wachstumsstörungen, Blutzuckererhöhung, hoher Blutdruck, Augenprobleme) sind in ärztlicher Überwachung rechtzeitig zu erkennen, selbst wenn dazu ein ausführlicheres Testprogramm erforderlich sein sollte.

Diese betreffen nicht die Anwendung über wenige Tage.

Nebenwirkungen

- Sie treten nur bei einer langdauernden hoch-dosierten Anwendung auf:
- Infektionsabwehr herabgesetzt,
- Wachstum verlangsamt, Fettansatz,
- „rote Bäckchen", Hautstreifen, Pergamenthaut,
- verminderte Knochendichte,
- erhöhter Blutzucker (Diabetes),
- Bluthochdruck,
- grauer oder grüner Star.

3.5 Therapie-Stufenplan

- β_2-Sympathomimetika (ggf. mit DNCG) bei Beschwerden,
- DNCG dauernd (und β_2-Mimetika),
- zusätzlich niedrig dosierte inhalative Kortikosteroide als Dauertherapie,
- zusätzlich Theophyllin,
- zusätzlich hoch dosierte inhalative Kortikosteroide,
- zusätzlich Kortikosteroide als Tabletten (z. B. jeden 2. Tag).

Der Therapie-Stufenplan ist allgemein anerkannt. Er bedeutet jedoch nicht, daß mit der „untersten" Stufe in der Therapie begonnen werden muß. Entscheidend ist, daß rasch Beschwerdefreiheit erzielt wird. Danach kann die Behandlungsintensität ggf. stufenweise verringert werden.

3.5.1 Weitere Medikamente, Behandlungsverfahren, Stufenplan

Ipratropiumbromid ist ebenfalls ein bronchialerweiterndes Medikament. Es wird inhaliert. Die Wirkung ist bei Kindern weniger ausgeprägt und der Wirkungseintritt langsamer als der von β_2-Mimetika. Da die wichtigste Nebenwirkung, ein schneller Herzschlag, keine ernsthafte Gefährdung darstellt, ist auch im Notfall ein Versuch in Kombination mit anderen der o. g. Medikamente möglich. Bei Säuglingen kommt Ipratropiumbromid auch allein zur Anwendung. Hinzuweisen ist auf den etwas bitteren Geschmack.

„Antihistaminika" werden Kindern gegeben, die gleichzeitig an einem Heuschnupfen oder allergischen Hauterscheinungen leiden. Sie liegen als Tabletten, Tropfen oder Sirup vor. Der Einfluß auf das Asthma ist nicht der Haupteffekt. Antihistaminika können bei Behandlungsbeginn etwas müde machen: Manchmal ist dies erwünscht, meist störend. Bei älteren Jugendlichen ist gleichzeitiger Alkoholgenuß nicht ungefährlich.

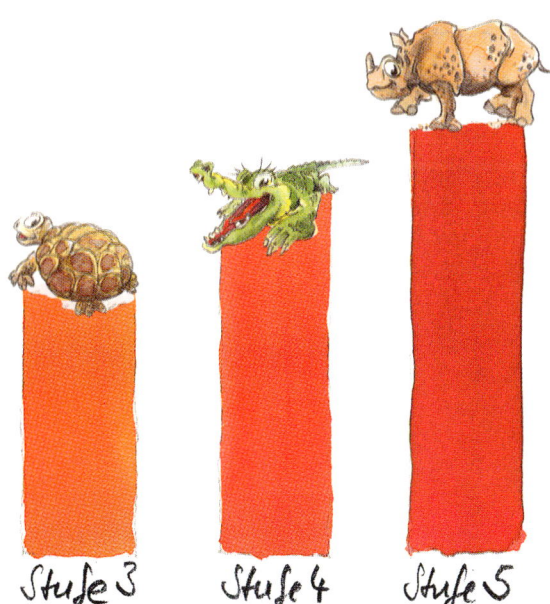

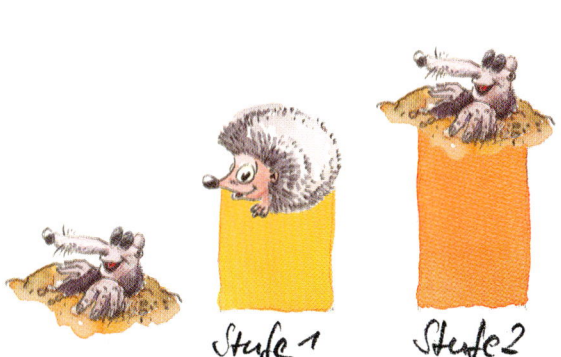

Stufe 1   Stufe 2   Stufe 3   Stufe 4   Stufe 5

Hyposensibilisierung

Beim allergischen Asthma wird u U. eine Hyposensibilisierungsbehandlung empfohlen. Das Ziel ist es, den Körper an Allergene zu gewöhnen und das Abwehrsystem dagegen unempfindlich zu machen (s. Abschn. 1.3). Diese Therapie betrifft Allergene, die sonst nicht vermeidbar sind. Die Hyposensibilisierungsbehandlung ist keine Therapie „zwischen Tür und Angel". Voraussetzung ist die Durchführung vorbeugender Maßnahmen (s. Abschn. 4.2). Ausführliche Testungen gehen der Behandlung voraus (s. Abschn. 2.2 und 2.4). Vorteile, Aussichten und Risiken der Hyposensibilisierung müssen gegeneinander abgewogen und in Beziehung zu anderen Therapieverfahren gesetzt werden. Die Beratung bei einem Kinderarzt mit der Zusatzbezeichnung „Allergologie" ist zu empfehlen. Vor dem Schulalter erfolgt eine solche Behandlung nur in Ausnahmefällen (z. B. bei allergischen Schockreaktionen nach Insektenstichen). Während der Hyposensibilisierungstherapie werden zunächst wöchentlich Spritzen mit Allergenlösungen unter die Haut des Oberarms gegeben.

Später wird der Abstand zwischen den Spritzen auf 6 Wochen ausgedehnt. Unerwünschte Nebenwirkungen dieser Allergenzufuhr sind zwar selten, gewöhnlich jedoch nicht voraussehbar. Sie bedürfen gelegentlich einer intensiven Notfallbehandlung. Voraussetzung zur Therapiedurchführung ist daher, daß der behandelnde Arzt vorbereitet ist und mit entsprechend geschultem Personal zusammenarbeitet. Nach jeder Spritze ist eine halbe Stunde Nachbeobachtungszeit einzurechnen. Anschließend ist am gleichen Tag körperliche Anstrengung zu meiden. Nach Erkrankungen und Impfungen sollte eine Pause eingelegt werden. Die Therapiedauer richtet sich nach dem Erfolg. Dieser kann manchmal erst nach 2–3 Jahren beurteilt werden. Im Idealfall führt die Hyposensibilisierungsbehandlung zu weitgehender Unabhängigkeit von äußeren Einflüssen wie Allergenen und zur Erniedrigung des Medikamentenverbrauchs.

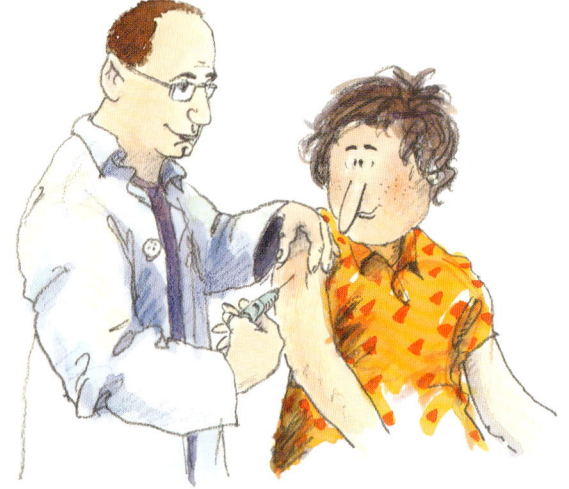

Hyposensibilisierung

- Betrifft v. a. Pollen und Hausstaubmilbe;
- vorher ausführliche Diagnostik, ggf. bronchiale Provokation;
- gut standardisierte Extrakte;
- Durchführung von allergologisch ausgebildeten Ärzten;
- Therapiedauer insgesamt mindestens 3 Jahre;
- zu Therapiebeginn wöchentliche Spritzen, nach etwa 4 Monaten Ausdehnung der Intervalle auf 4–8 Wochen;
- 30 min Wartezeit nach jeder Spritze in der Arztpraxis.

Medikamentenwechselwirkungen

Einige schmerzstillende und fiebersenkende Mittel können bei Patienten mit Asthma bronchiale Beschwerden auslösen. Daher sollte man sicherheitshalber keine Medikamente, die Indomethacin oder Azetylsalizylsäure enthalten, anwenden. Bei Bedarf bietet sich Paracetamol an. Auch „β-Blocker" können Asthma verstärken. Manche Mittel verändern den Abbau von Theophyllin, so daß sich der „Medikamentenspiegel" erhöht und Nebenwirkungen auftreten (s. Abschn. 3.3.2). Teilen Sie grundsätzlich bei

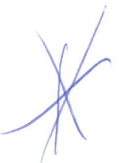

jeder ärztlichen Behandlung (auch Narkosen) die Diagnose Asthma, mögliche Allergien und die eingenommenen Medikamente mit.

„Schleim lösen"

Der zähe Schleim beim Asthma wird als quälend empfunden. Die einfachste und wirkungsvollste Methode zur Lösung des Schleims ist eine gute Behandlung des Asthma bronchiale. Zur Inhalation kann man abgesehen von den Asthmamedikamenten auch Kochsalzlösung verwenden. Sie hat keine Nebenwirkungen. Bei Fieber und schneller Atmung ist der Flüssigkeitsbedarf erhöht. Bitte das Kind anhalten, reichlich zu trinken. Richtschnur für größere Kinder: tagsüber pro Stunde etwa ein Glas Flüssigkeit.

Weniger sinnvolle Maßnahmen

Jeder Patient ist irgendwie unzufrieden mit der Tatsache, daß wir so wenig über die Grundlagen des Asthma wissen und es nur behandeln, aber nicht heilen können. Es ist, wie wir sagen, eine chronische Krankheit. Sie verschwindet zwar manchmal „von selbst", aber eben nicht immer. Diese Unzufriedenheit teilen wir und deswegen betreiben wir

Forschung und machen wissenschaftliche Untersuchungen.

Nun gibt es immer wieder Geschäftemacher, die Mittel propagieren, die von der sog. „Schulmedizin" nicht angewendet würden. Im Grunde wenden sich diese Leute an irgendeinen Wunderglauben, und ihre Resultate sind bei wissenschaftlichen Untersuchungen einfach durchgefallen oder beruhen auf Täuschungsmanövern. Schlechte Erfahrungen haben viele Kinder mit „Wundertropfen" unbekannter Zusammensetzung gemacht. Manche enthielten schlicht und einfach heimlich Kortikosteroide in unbekannter Menge.

Akupunktur hat keine gesicherte Wirkung auf den Verlauf des Asthma bronchiale. Das gleiche gilt für Klimakammern, Schröpfköpfe, Einläufe, Behandlung mit Eigenblut oder Eigenurin. Bioresonanz hat einen klingenden Namen, aber sonst klingelt nur die Kasse des Anwenders. Bei allen „alternativen" Behandlungsmethoden sind immer auch die Kosten, der Aufwand und die Zeit, die man für andere angenehmere Dinge verwenden könnte, mit zu berücksichtigen. Die Tatsache, daß sie nicht schaden, ist eben auch keine Empfehlung. Oft müssen die Patienten die Maßnahmen selbst bezahlen. Der Effekt steht nicht selten im umgekehrten Verhältnis zum Preis.

4 Allgemeine Ratschläge

4.1 Erkennen von Asthmaattacken

Das Peak-flow-Gerät hat sich in der Betreuung des asthmakranken Schuldkindes bewährt (s. Abschn. 2.5). Man kann es auch als „Frühwarnsystem" benutzen: Die Werte sinken vor dem Auftreten von Beschwerden im Verlauf mehrerer Tage ab, bessern sich nur unzureichend nach der Gabe von Bronchodilatatoren oder zeigen ungewöhnliche Schwankungen. Es ist nützlich, wenn man versucht, in solchen Situationen den Peak flow vorher zu schätzen. In Schulungen lernen die Kinder Mittel zur Selbsteinschätzung wie den „Lungendetektiv".

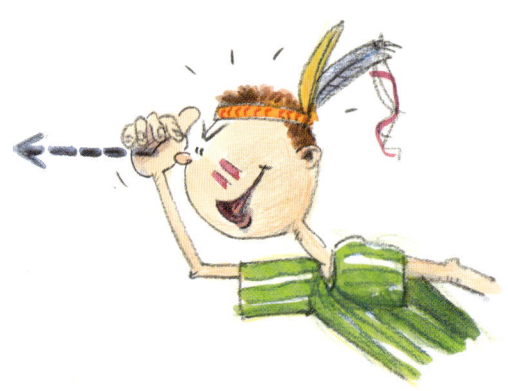

Auch ohne Technik kann man eine Verschlechterung erkennen, wenn man folgende Dinge bedenkt:

● Schnupfen oder eine Erkältung „bahnen" häufig Atembeschwerden im Verlauf weniger Tage an.

Verhalten bei Infekten

Bei den ersten Anzeichen Therapie intensivieren:
● Peak-flow-Messung aufnehmen,
● häufiger mit DNCG und β_2-Mimetikum (evtl. in erhöhter Dosierung) inhalieren (4- bis 6mal täglich),
● Dosis der Kortikosteroide erhöhen: inhalativ oder als kurzdauernde systemische Therapie,
● bei Fieber über 39°, welches länger als 1 Tag anhält, Theophyllindosis verringern (Abbau verlangsamt),
Intensivtherapie bis 1 Woche nach Abklingen des Infekts beibehalten.

● Nächtlicher Husten kann anderen Krankheitszeichen über längere Zeit vorausgehen.
● Bei Sport treten „Rasseln", ein „Engegefühl" oder Schmerzen über der Brust auf.
● Der Schlaf und das Allgemeinbefinden sind gestört: nicht nur als Folge, sondern schon vor Beginn eines eigentlichen Anfalls.
● Es besteht eine verstärkte Neigung zu schwitzen.

Falls noch nicht geschehen, ist ein Behandlungsbeginn oder eine Intensivierung der Therapie erforderlich. Falls noch kein Behandlungsvorschlag für diese Situationen existiert, Arzt anrufen!

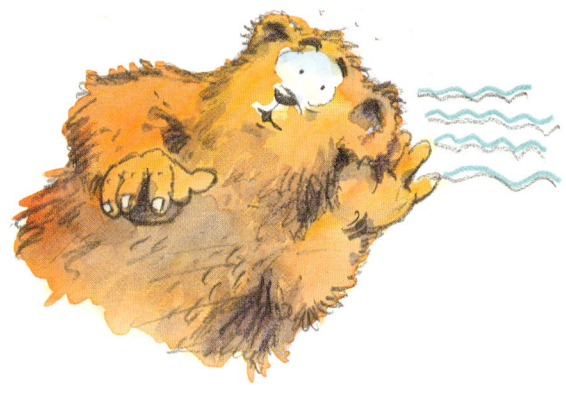

Bei allen Kindern mit Asthma kann sich ein richtiger Anfall entwickeln. Dieser äußert sich in folgenden Zeichen:

- Der Atemrhythmus wird schnell, die Ausatmung ist verlangsamt.
- Ein bronchialerweiterndes Spray mit „Sofortwirkung" (β_2-Mimetikum) hält weniger als 2–4 h vor.
- Das typische „Giemen", „Pfeifen" oder „Rasseln" ist erkennbar.
- Das Kind ist ängstlich, sitzt nach vorne gebeugt und zieht die Schultern hoch.
- Insbesondere bei jüngeren Kindern wird die Muskulatur zwischen oder unterhalb der Rippen nach innen gezogen („Einziehungen").

- Bei genauer Beobachtung erscheint der Brustkorb „überbläht".
- Körperliche Belastungen werden spontan vermieden.

Intensive Therapie und Arztbesuch in jedem Falle erforderlich (s. Abschn. 4.5 und 4.6)!

Jedes der folgenden Zeichen muß ernst genommen werden:

- Die Atmung ist schnell und angestrengt.
- Der Brustkorb ist stark angehoben, und es bestehen deutliche Schwierigkeiten beim Ausatmen.
- Das Kind ist zu kurzatmig, um zu laufen oder zu sprechen.
- Der Herzschlag ist deutlich beschleunigt.
- Die Lippenfarbe wird bläulich.
- Es bestehen Zeichen von Angst.

Bitte unverzüglich eine ärztliche Betreuung suchen (s. Abschn. 4.5).

Eine Notfallsituation besteht, falls

- der Brustkorb sehr stark gehoben und gebläht ist oder sich kaum bewegt,
- eine blaue Lippen- oder Fingerfarbe auftritt und
- die Venen (Blutgefäße) im Halsbereich stark gefüllt sind.

In diesem Falle bitte den Patienten so schnell wie möglich ins Krankenhaus bringen (s. Abschn. 4.5).

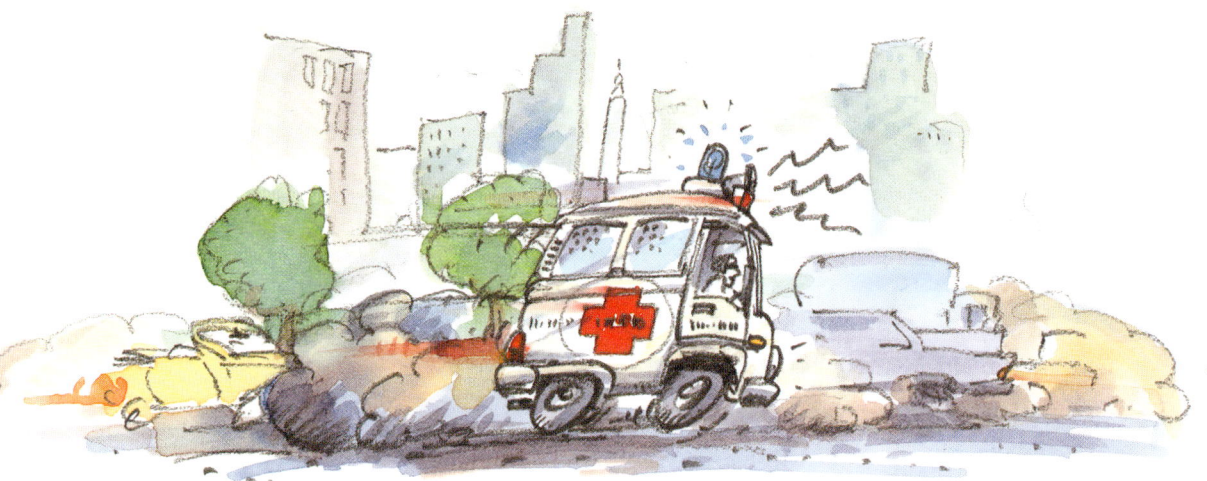

4.2 Zauberwort „Vorbeugung"

Vorbeugung erschöpft sich nicht in der Einnahme von Medikamenten. Genauso wichtig ist die Vermeidung auslösender Situationen. Einem Schnupfen oder Witterungseinflüssen kann man nicht entrinnen. Hier hilft nur eine frühzeitige Therapieintensivierung. Schritte gegen andere „Auslöser" können jedoch in Ruhe geplant und eingeleitet werden.

4.2.1 Rauchen

Die Lunge des Kindes ist kein Spielzeug für Erwachsene. Daher gibt es keine Alternative zur rauchfreien Wohnung. Zugegebenermaßen ein „heißes Eisen". Rauchen macht abhängig, für andere gehört es zur Persönlichkeit oder zum Lebensstil. Wie immer man die Sache auch dreht und wendet: Tabakrauch ruft Entzündungen der Luftwege hervor und verstärkt Allergien. Das Rauchen in Räumen, in denen sich das Kind aufhält, macht es zum passiven „Mit-Raucher". Das gleiche gilt erst recht für Autos. Kinder rauchender Eltern sind stärker gefährdet, Asthma zu entwickeln. Teure Geräte zur Luftreinhaltung oder das berühmte „Lüften" sind demgegenüber pure Augenwischerei. Man muß sich einfach dagegen entscheiden. Eine rauchfreie Umgebung ist das mindeste, was wir für die Kinder tun können.

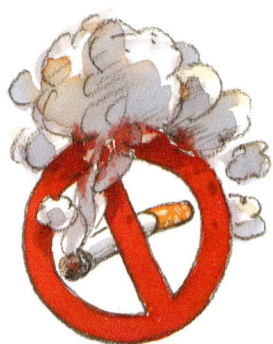

4.2.2 Allergien

Obwohl die Neigung zu Allergien in die Wiege gelegt wurde, spielen für die tatsächliche Erkrankung auch äußere Einflüsse eine Rolle (s. Abschn. 1.3). Falls eine Neigung zu Allergien vorliegt, z. B. eine atopische Dermatitis (Neurodermitis, endogenes Ekzem), müssen starke Atemwegsallergene gemieden werden.

Haustiere

Auf Haustiere sollte man in diesem Fall ganz verzichten. Dazu gehören insbesondere felltragende Tiere, aber auch Vögel. Beschwerden treten nicht nur nach Kontakt mit den Tieren selbst, sondern auch mit ihren Haaren oder Ausscheidungen, wie Speichel, auf. Manchmal ist es daher notwendig, daß nicht nur die Patienten, sondern auch deren Angehörige Tierkontakte einschränken oder die Kleidung beim Betreten der Wohnung wechseln. Dieser Vorschlag birgt verständlicherweise Stoff für Auseinandersetzungen innerhalb der Familie. Tierallergene sind oft noch Monate (bei Katzen sogar Jahre) nach der Entfernung der Vierbeiner aus dem Haushalt nachweisbar. Bitte auch Vorsicht bei Zoo- und Zirkusbesuchen, ggf. vorher Medikamente geben. Selten treten auch Allergien gegen Fischfutter auf.

Hausstaubmilbenallergie

Die wichtigste häusliche Allergenquelle sind Hausstaubmilben und ihr Kot. Unter baubiologischen Gesichtspunkten entworfene milbenfreie Häuser sind Zukunftsmusik. Im Hochgebirge ist eine natürliche milbenfreie Umgebung. Zu Hause müssen wir uns also damit begnügen, vorbeugend einfache Schritte gegen die Lebensbedingungen dieser Milben zu unternehmen. Die folgenden Vorschläge zur Milbenbekämpfung sind grundsätzlich auf alle Wohnräume anwendbar. Nicht zuletzt aus finanziellen Gründen wird man jedoch Schwerpunkte bei

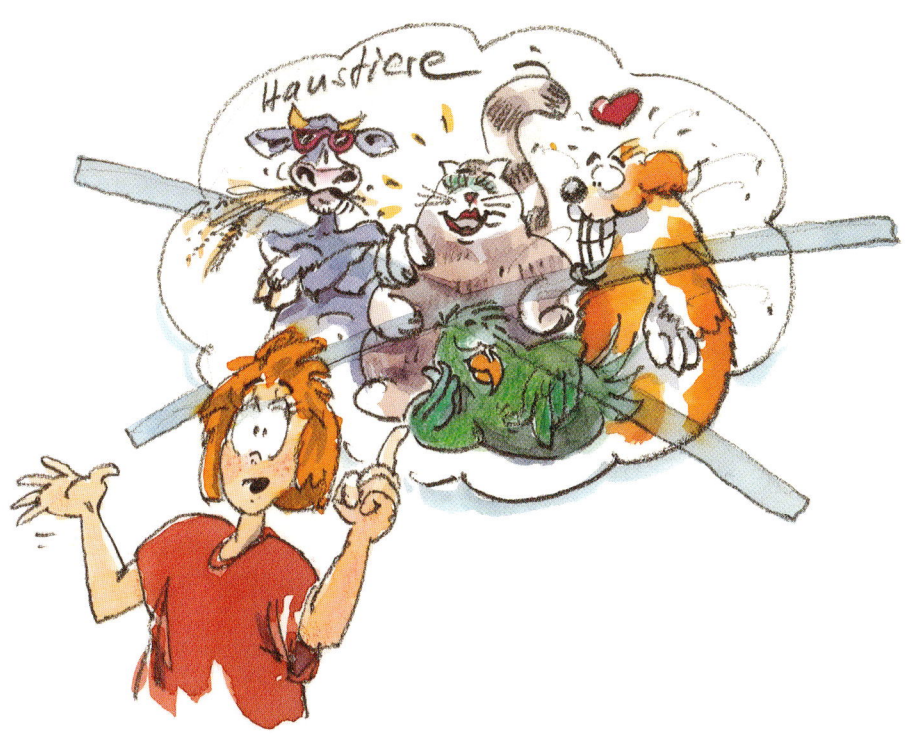

der „Sanierung" setzen. Ihr Arzt kann Ihnen helfen, einen „Stufenplan" für Ihren besonderen persönlichen Lebensbereich zu entwerfen. Höchste Dringlichkeit hat das Schlaf- und Spielzimmer.

andere ritzenfrei zugeglättete abwaschbare Belag. Vorhänge, falls notwendig, aus Baumwolle. Übrige Einrichtungsgegenstände (auch Bilder, Bettgestelle usw.) darauf untersuchen, ob sie abwaschbar sind.

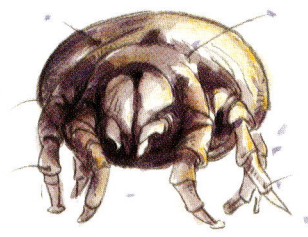

- Einrichtung: Nach Möglichkeit sollte es nicht erforderlich sein, Staub zu saugen, sondern die Möbel etc. sollten feucht abwischbar sein. Sowenig Staubfänger wie möglich im Kinderzimmer. Aufbewahrung der Kleidungsstücke und Bücher in abschließbaren und staubfreien Schränken. Keinen Teppichboden. Statt dessen eignet sich jeder

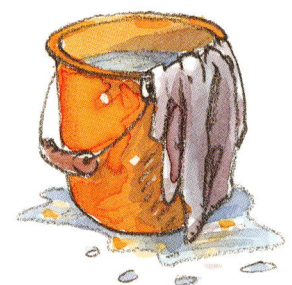

- Betten: Die Kissen und Decken sollten bei 60 °C waschbar sein. Benutzung von kunststoffbeschichteten Zwischenüberzügen für Matratzen, evtl. auch Decken und Kissen. Kein Essen im Bett, keine staubigen Bücher. Das gleiche gilt für Betten der Geschwister im gleichen Schlafraum.

- Klima: Vermeidung hoher Luftfeuchtigkeit (50%, Kontrolle mit einem Meßgerät möglich.) Trockenheizen von feuchten Zimmern, möglicherweise Beratung durch einen Fachmann. An trockenen und warmen Tagen Fenster öffnen (außer bei zusätzlichen Pollenallergien). Lüften des Bettzeugs und der Matratze möglichst an der Sonne.
- Maschinenwaschbare Kuscheltiere: Gegebenenfalls ab und zu ein paar Stunden in die Gefriertruhe legen.
- Da Hausstaubmilben sich hauptsächlich von Hautschuppen ernähren, ist tägliches Duschen empfehlenswert.
- Reinigung: Wöchentlich feucht Staub wischen, am besten unter Einbeziehung des Bodens, der Staubfänger und der Matratzenschoner. Staubsaugen in der Wohnung nur, wenn das Kind einige Stunden abwesend ist. Wöchentliches Waschen der Baumwollbettbezüge, Vorhänge, Bettvorleger. Großputz vor Beginn der Heizperiode.

Die Wirkung dieser Maßnahmen zeigt sich mitunter erst nach Wochen oder Monaten. Man kann mit Zwischenüberzügen den Gehalt von Milbenantigen um 97% senken. Wiederholte Testungen der Milbenzahlen sind in der Regel nicht notwendig. Der Erfolg der Maßnahmen zeigt sich im Rückgang der Beschwerden, besseren Peak-flow-Werten und geringerem Medikamentenverbrauch.

Bei Übernachtungen außer Haus kann man nicht mit einer milbenfreien Umgebung rechnen. Vorbeugende Medikamente mit dem Arzt besprechen, Notfallsprays mitnehmen.

Pollenallergie

Auslöser sind meist Baum- und Gräserpollen. „Blühkalender" sind nur grobe Hilfen. Den aktuellen Stand des Pollenflugs teilt der Pollenwarndienst

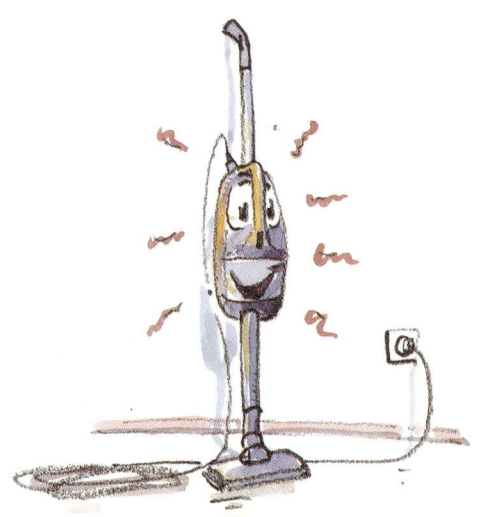

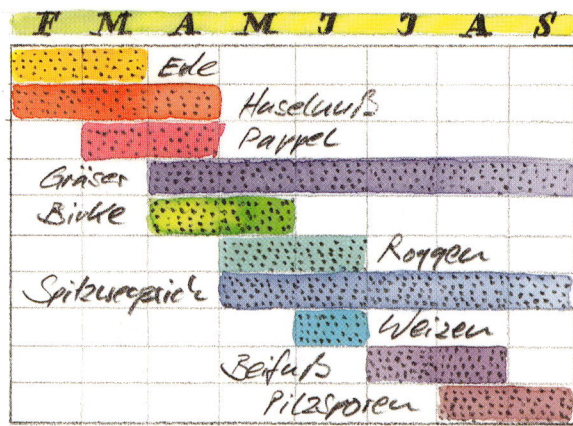

Pollenflugkalender:

Beschwerden während bestimmter Monate geben Hinweise auf die Art der Allergie

44

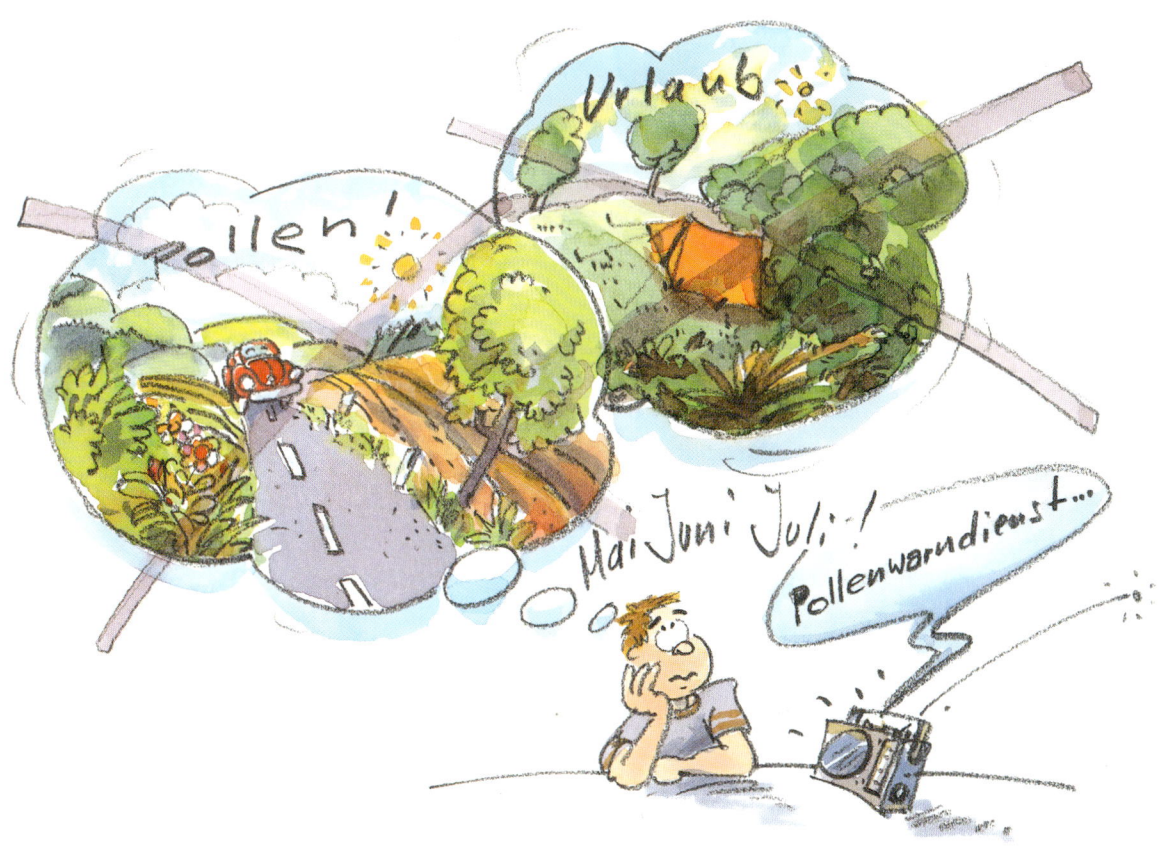

oder die Tageszeitung mit (Telefonnummern im Anhang). Verschiedene Radio- und Fernsehprogramme bringen Übersichten über den Pollenflug. Pollen können auch durch andere Familienmitglieder (z. B. an der Kleidung, im Haar) herumgetragen werden. Lüften der Wohnräume und Aufenthalt im Freien ist am ehesten frühmorgens angezeigt. Baumpollenallergiker sind besonders in den Mittagsstunden gefährdet, während der Birkenblüte (Pollenflug von weit entfernten „Quellen") auch nachmittags und nachts (Schlafen bei geschlossenen Fenstern). Rechtzeitig (nach Möglichkeit 2–3 Wo-

chen vorher) vorbeugende entzündungshemmende und atemwegsstabilisierende Behandlung beginnen (s. Abschn. 3.3.3). Bei begleitendem Heuschnupfen hilft auch die Medikamentengruppe der Antihistaminika (s. Abschn. 3.5).

Schimmelpilzallergie

Vorsicht ist geboten in alten Häusern oder obersten Etagen von Häusern mit Flachdächern. Sporenflug im Herbst. Im Einzelfall bietet sich ein allergologisch versierter Arzt als Ansprechpartner an.

4.2.3 Luftschadstoffe

Einige Luftschadstoffe können die Atemwege direkt reizen. Andererseits ist bekannt, daß Allergien der Atemwege auch durch einige Luftschadstoffe, wie Dieselabgase, verstärkt werden. Gesetzliche Vorschriften zur Luftreinhaltung orientieren sich idealerweise an Schadstoffwerten, die auch für Personen mit überempfindlichen Atemwegen annehmbar sind. Während Industrierückstände eher zu einer gewöhnlichen Bronchitis führen, hat Stickoxid aus Autoabgasen evtl. eine Bedeutung für die Allergieentstehung. Auspuffabgase haben in Kopfhöhe von Kindern am Straßenrand eine höhere Konzentration als in entfernten Meßstellen. Im Falle von Schadstoffwarnungen kann es sinnvoll sein, vorbeugend medikamentös zu behandeln. Bitte im Einzelfall mit dem Arzt besprechen!

4.2.4 Umzug?

Für viele Eltern stellt sich die Frage, inwieweit ein Wohnortwechsel in ein anderes Klima, eine andere Stadt etc. sinnvoll sei. Meist sind die Auslöser asthmatischer Beschwerden sehr vielfältig. Es ist absolut nicht auszuschließen, daß man nach einem Umzug nicht dennoch gezwungen ist, die Therapie fortzuführen oder sogar zu verstärken. Nicht nur wenn der Erfolg ausbleibt, kann dies – abgesehen vom finanziellen Aufwand – zu Spannungen und Enttäuschungen innerhalb der Familie führen. Es ist daher i. allg. nicht notwendig, eine Asthmaerkrankung zum Ausgangspunkt von Umzugsplanungen zu machen. Umgekehrt ist es jedoch günstig, den Arzt vor ohnehin anstehenden Veränderungen zu fragen, ob besondere Punkte zu berücksichtigen sind. Wenn mehrere Alternativen zur Auswahl stehen, ist es ohne größeren Aufwand möglich, einige Klippen zu „umschiffen".

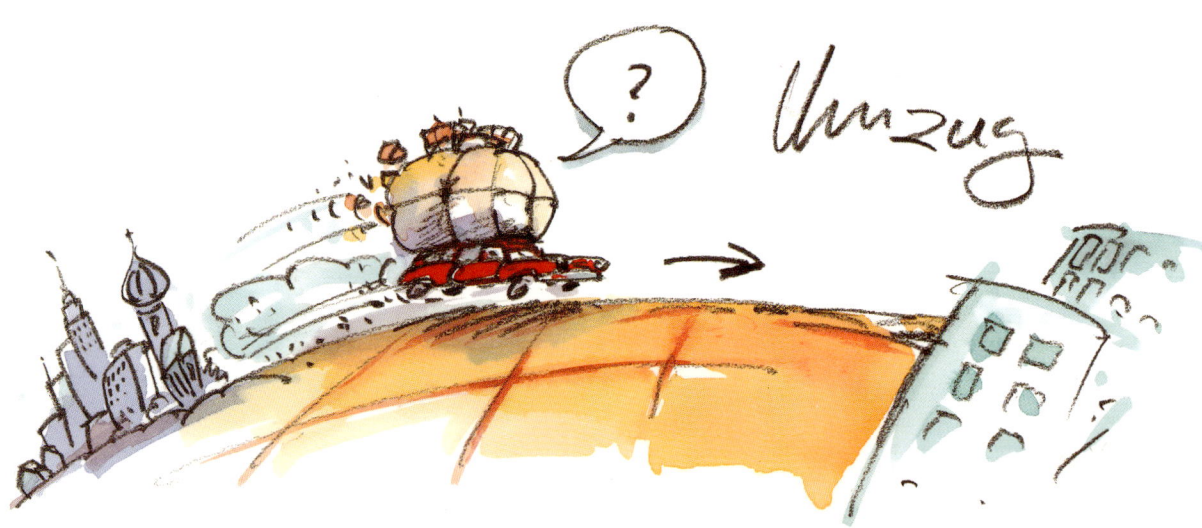

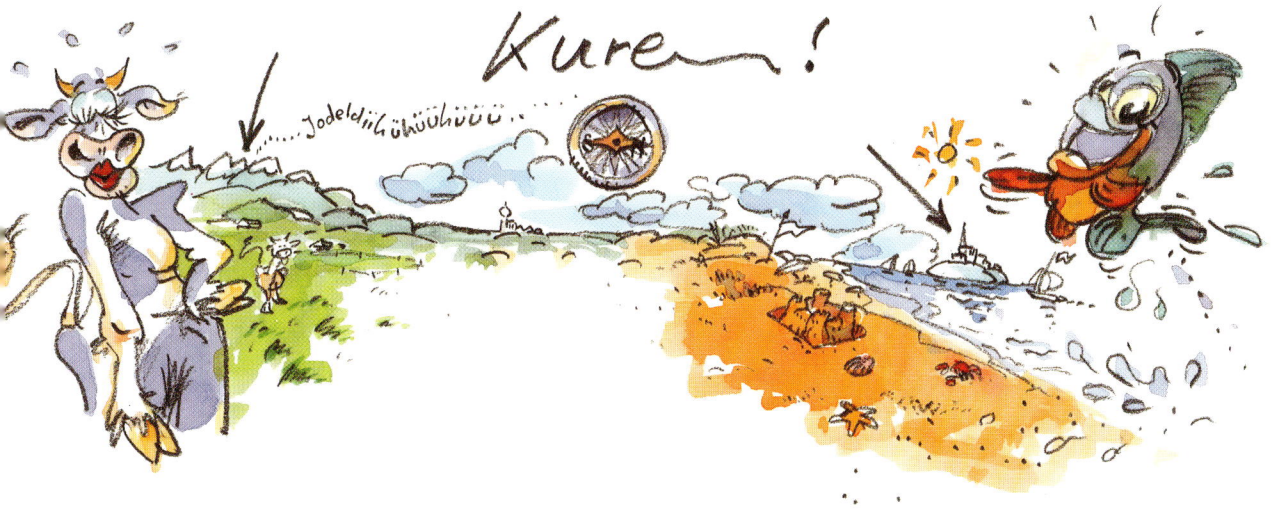

4.2.5 Kuren

Spezielle Kurkliniken, meist im Hochgebirge oder auf Nordseeinseln gelegen, sind aufgrund ihrer klimatischen Besonderheiten, der intensiven und fachkundigen Betreuung sowie der Möglichkeit zum Erfahrungsaustausch für viele Kinder hilfreich. Auch längere Aufenthalte mit Schulunterricht oder berufsfindenden Maßnahmen sind möglich. Es liegt im Interesse des Patienten und der Familie, in „Schulungen" oder Kursen Techniken zu erlernen, die sich auf das „Alltagsleben" übertragen lassen. Der Erfolg zeigt sich letztendlich daran, inwieweit die Besserung zu Hause „in den eigenen 4 Wänden" vorhält.

4.2.6 Kindergarten und Schule

Manchmal ist man versucht, den Kontakt mit Gleichaltrigen einzuschränken, um Erkältungskrankheiten aus dem Wege zu gehen. Aus sozialen und psychologischen Gründen wäre dies andererseits aber eher ungünstig. Innerhalb gewisser Grenzen gehören „Infekte" zur Entwicklung des Immunsystems. Es sollte gewährleistet sein, daß die regelmäßige Anwendung von Inhalationen oder anderen Medikamenten im Kindergarten oder in der Schule fortgesetzt wird. Gerade für Kinder mit Asthma ist eine Außenseiterrolle ungünstig. Informationen der Betreuer bzw. Lehrer über Auslöser, bestimmte Allergien und die Medikamente sind sinnvoll. „Notfallsprays" mitgeben oder bereithalten lassen. Da Asthma bronchiale eine häufige Erkrankung ist, kennen sich viele Lehrer und Betreuer mit dieser Problematik immer besser aus.

4.2.7 Urlaub

Bei der Urlaubsplanung sind insbesondere Pollen-, Milben- und Tierhaarallergien (Bauernhof, Reiturlaub) zu berücksichtigen. Milben sind in Höhen über 1600 m schlecht, Milbenallergiker aber dagegen gut aufgehoben. Warme, südliche Gebiete in Küstennähe wirken sich auf das Asthma meist günstig aus. Pollenallergikern mit starken Asthmabeschwerden ist von Urlauben im Freien (Camping, Sport) während der Gräserblüte i. allg. abzuraten. An den Küsten des Mittelmeers ist die Belastung durch Gräserpollen relativ gering. Ärger können ortsständige Bäume bereiten. In einzelnen Fällen sind die Polleninformationsdienste zu befragen. Medikamente und Inhalationsgeräte nicht vergessen (s. Abschn. 4.6)! Kinder und Jugendliche, die allein oder in Jugendgruppen verreisen, nehmen zusätzlich wichtige Telefonnummern und Kopien von Befunden mit. Nahrungsmittelunverträglichkeiten mitteilen, Betreuer über die Medikamente aufklären! Vorsorglich örtliche Krankenhäuser ausfindig machen! Wenn man den Regenschirm dabei hat, regnet es nicht.

4.2.8 Nahrungsmittel

Allgemein empfohlen wird eine vollwertige Mischkost mit reichlich frischem Gemüse und Obst, Milch und Milchprodukten sowie einer ausreichenden Flüssigkeitszufuhr, aber weniger Fleisch und Wurst, Salz, Zucker bzw. Süßem und Fett. Asthma, welches durch Nahrungsmittel wie Eier, Nüsse, Tomaten, verschiedene Getreidesorten, Fleisch oder Fisch hervorgerufen wird, kommt ganz selten bei älteren Kindern und Jugendlichen vor. Nahrungsmittelallergien betreffen eher Säuglinge und Kleinkinder und äußern sich dann meistens in schweren Hauterscheinungen oder Gesichtsschwellungen. Ursache sind meist Allergien gegen Kuhmilch oder Hühnereiweiß. Erfreuerlicherweise besteht eine Tendenz zur „Selbstheilung" bis zum Alter von 3 Jahren.

Wesentlich seltener liegt die Ursache für eine Nahrungsmittelunverträglichkeit in einer Überempfindlichkeit gegenüber Nahrungsmittelzusatzstoffen. Dies sind v. a. Farbstoffe, Konservierungsstoffe wie Sorbin- und Benzoesäure sowie Geschmacksverstärker, welche in Süßigkeiten, Limonaden, Fruchtjoghurts, Fertigprodukten (Suppen, Saucen, Dressings, Fertiggerichten etc.), Gewürzen, Ketchup und sogar in Zahnpasta vorkommen können. Es ist auch immer an eine Unverträglichkeit von Medikamenten oder deren Zusätzen zu denken. Auch die Zubereitung der Nahrung kann eine Rolle spielen. Schwerwiegende Einschränkungen bei der Auswahl der Nahrungsmittel sind nur in extrem seltenen Fällen bei hochgradigen, gesicherten Allergien erforderlich. Die Diagnose soll neben den üblichen Blut- und Hauttestverfahren durch die Gabe des Nahrungsmittels – nach vorheriger Elimination – in der

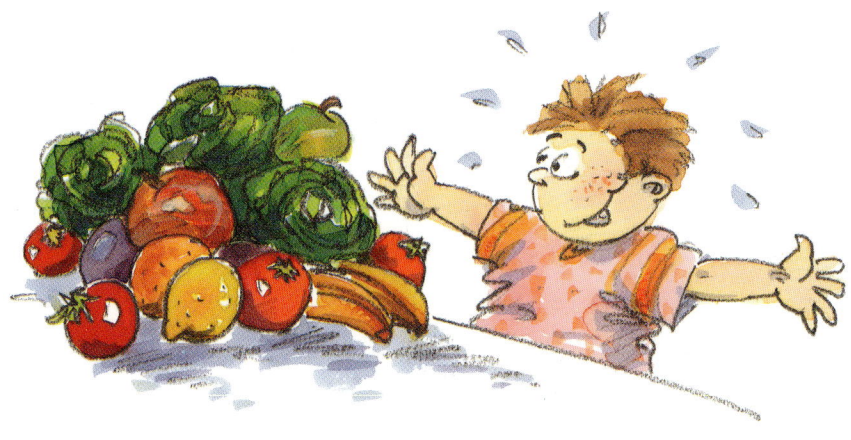

Klinik oder zu Hause in Form einer sog. „oralen Provokation" erhärtet werden.

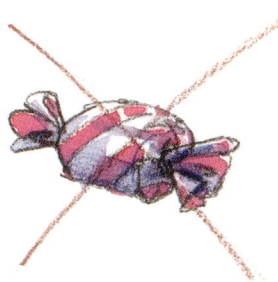

Es besteht keine Veranlassung, eine Reihe von Nahrungsmitteln nur auf den schlichten Verdacht hin wegzulassen. Da Einschränkungen, „Ersatznahrungsmittel" und Mangelzustände aufgrund falschverstandener Allergien schlimmer sein können als die durch Nahrungsmittel ausgelösten Allergien selbst, bitte keine Experimente auf eigene Faust unternehmen!

4.2.9 Impfungen

Schutzimpfungen sind nicht während asthmatischer Beschwerden durchzuführen. Es bietet sich auch an, Zeiten absehbar erhöhter Gefährdung zu meiden. Im Einzelfall sollten die Vor- und Nachteile vom Kinderarzt gegeneinander abgewogen werden. Vor einer Hyposensibilisierungsbehandlung ist bis 3 Wochen nach dem letzten Impftermin abzuwarten. Vorsicht ist bei allergischen Kindern gegenüber Lebendimpfstoffen geboten, die auf Zellen aus Hühnereiweiß gezüchtet wurden. Dies betrifft v. a. die Schutzimpfungen gegen Grippe sowie in geringerem Maße gegen Masern und Mumps. Bei der BCG-Impfung gegen Tuberkulose entstehen gewöhnlich keine allergiebedingten Probleme. Während einer Kortikosteroidbehandlung mit Tabletten, Zäpfchen oder Saft werden keine Schutzimpfungen mit Lebendimpfstoffen durchgeführt. Bei hochdosierter Inhalationsbehandlung wird dies im Einzelfall entschieden.

Erkältungen kann man nicht verhindern, jedoch sind ggf. nach Rücksprache mit dem Kinderarzt Grippe-Schutzimpfungen möglich. Auch die Keuchhusten-Schutzimpfung sollte erwogen werden, da diese Krankheit die Bronchialschleimhaut stark in Mitleidenschaft zieht. Den besten Zeitpunkt dafür nennt Ihnen der Kinderarzt.

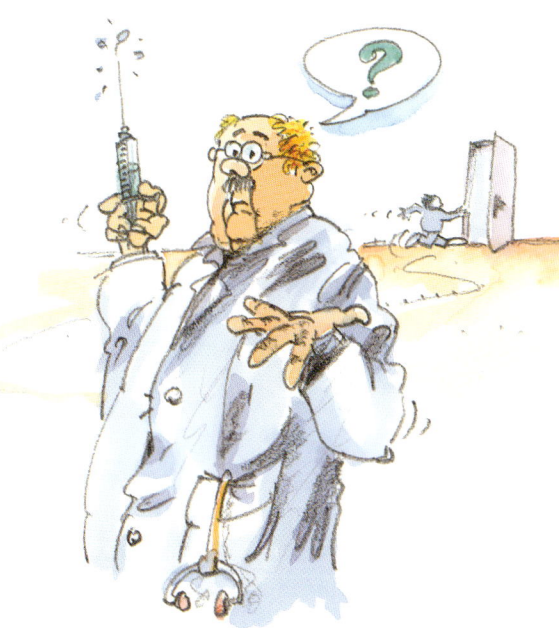

4.2.10 Berufswahl

Jugendlichen ist es dringend zu empfehlen, eventuelle Berufswünsche unter dem Gesichtspunkt der Ursachen und der Auslöser asthmatischer Beschwerden rechtzeitig mit dem Arzt zu besprechen. Dadurch sind u. U. Enttäuschungen und zeitraubende Umschulungen zu vermeiden.

4.3 Anstrengungsasthma, Atemgymnastik

Für das unbehandelte Asthma des Kindesalters sind Beschwerden nach körperlicher Belastung typisch. Sport ist nicht nur dazu da, körperlich fit zu bleiben. Er macht Spaß und ist für die Allgemeinentwicklung einfach notwendig. In Anbetracht der Behandlungsfortschritte ist die „Befreiung" vom Turnunterricht wegen Asthma nicht gerechtfertigt und überholt. Die Alternative „entweder uneingeschränkte Teilnahme am Schulsport oder vollständige Befreiung durch ein Attest" gilt nicht mehr. Im Einzelfall kann eine Teilnahme am Sportunterricht „innerhalb der selbst gesteckten Leistungsgrenzen" (keine Benotung!) erfolgen. Günstig wird sich die Herstellung eines direkten Kontakts zwischen dem Lehrer und dem behandelnden Arzt, z.B. in einem kurzen Brief oder telefonisch, auswirken.

Viele Lehrer berichten, daß Asthmakinder beim Schulsport kaum zu bremsen sind. Dies muß nicht nachteilig sein, solange Beschwerden rechtzeitig erkannt werden. In vielen Städten gibt es Sportgruppen für Kinder mit Atemwegserkrankungen. Die Betreuer sind speziell geschult. Meist werden u.a. Schwimmunterricht und Atemgymnastik angeboten. Ziel ist die spätere Mitwirkung in regulären Sportvereinen.

Selbst Leistungssport ist möglich: Unter Athleten ist Asthma nahezu ebenso häufig wie in der übrigen Bevölkerung. Als Medaillengewinner bei Olympischen Spielen, die an Asthma leiden oder litten, lassen sich z.B. Shawn Frazier, Rosa Mota oder Jackie Joyner Kersee nennen.

4.3.1 Voraussetzungen für Sport bei Asthma bronchiale

- Sobald es das Alter ermöglicht, sollte eine ausführliche Lungenfunktionsuntersuchung mit Belastung vorgenommen werden, wobei auch auf die Zeichen der „Überblähung" der Lunge zu achten ist (s. Abschn. 2.3). Es ist darauf Wert zu legen, daß die Medikamente wie verschrieben eingenommen wurden, Asthmaanfälle ausreichend lange zurückliegen und Notfallmedikamente (z.B. ein β_2-Mimetikum) griffbereit sind. Bei der Beurteilung des Zustands des Kindes hilft die Überwachung der Lungenfunktion mit dem Peak-flow-Meter (s. Abschn. 2.5).

- Etwa 20 min vor der sportlichen Betätigung sollten die Kinder mit bekanntem Anstrengungsasthma Cromoglycinsäure, ein β_2-Mimetikum oder beides inhalieren. Die Schutzwirkung kann mit einer Lungenfunktionsuntersuchung nach Belastung überprüft werden (s. Abschn. 2.4).

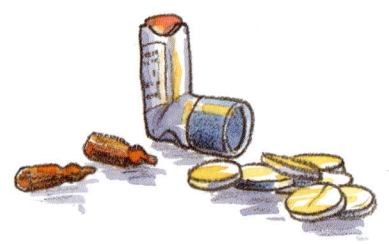

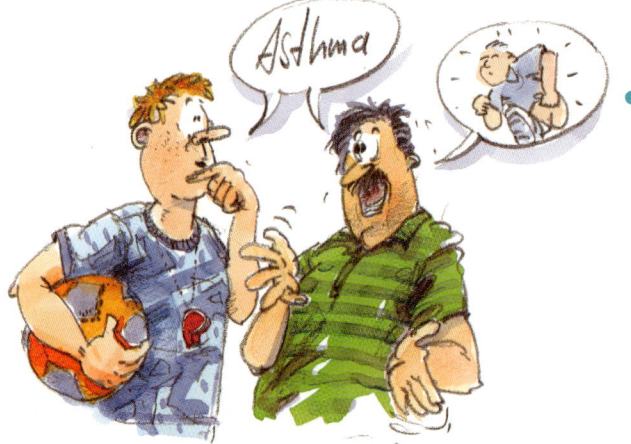

- Nicht alle körperlichen Belastungen wirken sich gleich aus. Kurzzeitige Aktivitäten, gefolgt von Ruhepausen, sollten bevorzugt werden. Aufwärmübungen sind ebenfalls notwendig. Der Einfluß einzelner Übungen kann „vor Ort" mittels des Peak flow beurteilt werden (s. Abschn. 2.5). Langfristig können auch Sportarten gewählt werden, die sich speziell bei Asthmaerkrankungen günstig auswirken, wie v.a. das Schwimmen, Radfahren oder Ballspiele, wie Handball und Tennis.

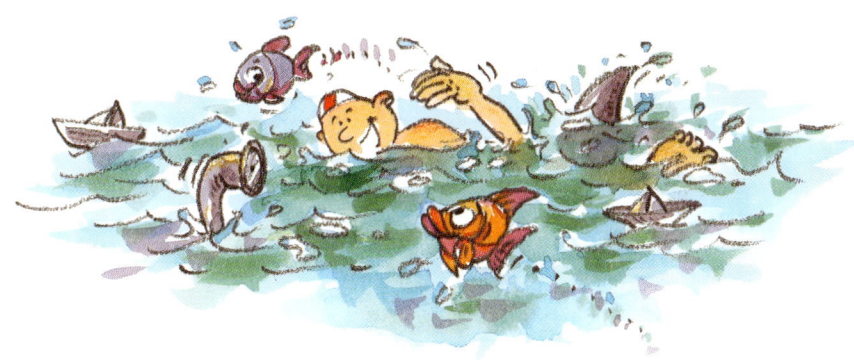

- Bei Allergikern bitte bei Sportarten, die mit Tieren zu tun haben, wie z. B. Reiten, Ozonwerte berücksichtigen! Kinder mit Stauballergie können in Hallen und Kinder mit Pollenallergie beim Turnen im Freien Beschwerden bekommen: vorher Gabe von Medikamenten und Kontrolle des Peak flow (s. Abschn. 2.5)!

- Selbstüberschätzung bei Wettkämpfen kann gefährlich sein. Hinweiszeichen für eine Verschlechterung (s. Abschn. 4.1) und Peak-flow-Werte (s. Abschn. 2.5) beachten! Ausführliche Information des Trainers!

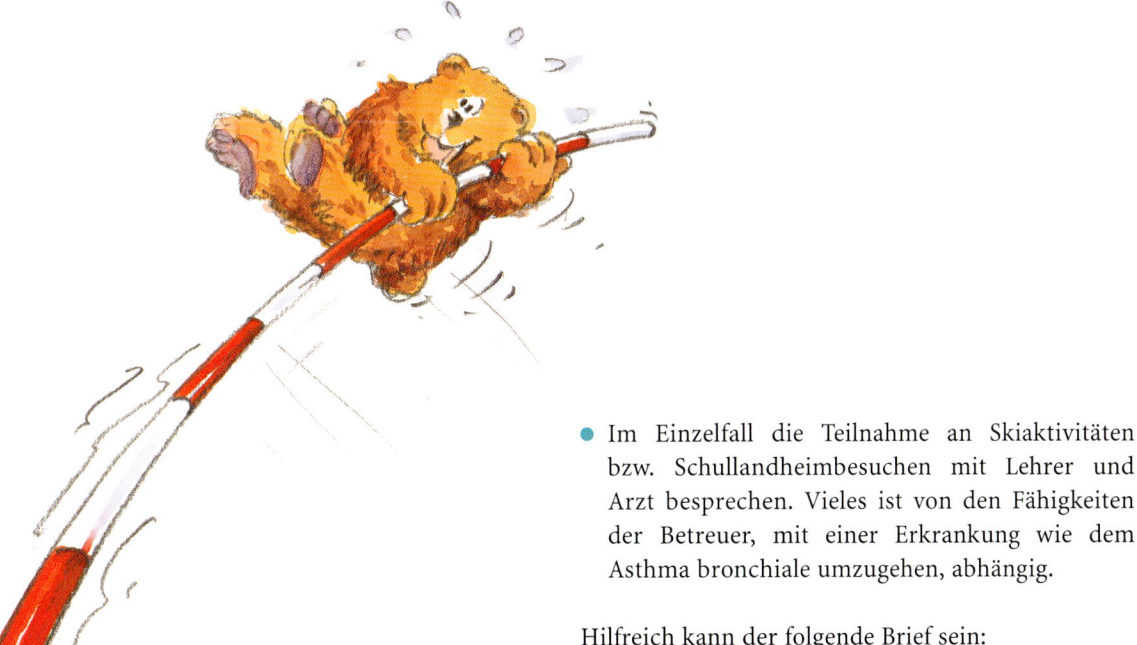

- Im Einzelfall die Teilnahme an Skiaktivitäten bzw. Schullandheimbesuchen mit Lehrer und Arzt besprechen. Vieles ist von den Fähigkeiten der Betreuer, mit einer Erkrankung wie dem Asthma bronchiale umzugehen, abhängig.

Hilfreich kann der folgende Brief sein:

Brief an Lehrer, Erzieher und Betreuer

Asthma-Information

Name: ....

hat eine Asthma bronchiale. Das Kind ist bemüht und gewohnt, selbständig mit seiner Krankheit umzugehen. Die folgenden Richtlinien sollen Ihnen dabei helfen, das Kind möglichst uneingeschränkt an gemeinsamen Aktivitäten teilnehmen zu lassen.

Sport innerhalb der selbstgesteckten Leistungsgrenzen ist wesentlich. Das Kind sollte nach eigenem Ermessen aufhören und ggf. erforderliche Inhalationsmedikamente einnehmen dürfen. Dazu gehört auch die Anwendung 30 Minuten vor Sport („Prämedikation").

Die Medikamenteneinnahme ist wichtig bei der Asthmabehandlung. Das Kind inhaliert folgende Medikamente regelmäßig

vorbeugend: a) ....täglich

b) ....

Falls Probleme, wie Husten, pfeifende Atemgeräusche oder Engegefühl in der Brust auftreten, werden folgende Medikamente inhaliert:

....

In Notfällen werden folgende Tabletten eingenommen:

....

Bei Patienten mit Allergien ist immer daran zu denken, daß möglicherweise Allergene die Beschwerden hervorrufen können. Dies kann sich in einem akutem Anfall oder in kontinuierlichen, verzögert einsetzenden Beschwerden äußern.

Das Kind ist allergisch gegen:

....

Ihre Mithilfe bei der Behandlung wird helfen, Asthma-Probleme zu verhindern. Bitte gestatten Sie daher dem Kind, Asthma-Medikamente bei sich zu haben und nach Bedarf oder Verordnung einzunehmen.

Falls Asthma-Symptome während des Unterrichts oder Sports auftreten, kann die Situation am besten durch Ruhe sowie Inhalationen beherrscht werden. Das Kind kennt die frühen Alarmsymptome, die ihm signalisieren innezuhalten, auszuruhen sowie die erforderlichen Medikamente zu inhalieren. Einige Kinder haben ein Peak-flow-Meßgerät bei sich, und wissen, welche Werte eine Verschlechterung anzeigen.

<u>Nutzen Sie folgende Information, um richtige Entscheidungen treffen zu können:</u> Höhere Werte weisen darauf hin, daß die Atemwege weit genug sind und sich die Beschwerden rasch bessern werden. Niedrige Werte bedeuten, daß die Atemwege deutlich verengt sind und sich das Asthma verschlimmert.

Wenn sich die Beschwerdesymptomatik verstärkt und innerhalb von 30 Minuten nach wiederholter Inhalation keine Besserung eintritt, sollte die Familie des Kindes und/oder der Arzt bzw. das nächste Krankenhaus benachrichtigt werden.

Falls Sie weitere Fragen haben, wenden Sie sich bitte an den betreuenden Arzt:

Name: ....

Telefon: ....

4.3.2 Atemgymnastik (Atemtherapie)

Regelmäßige Atemtherapieprogramme haben sich in Kur- und Spezialkliniken bewährt. Vielversprechend sind ambulante Gruppen in der Nähe des Wohnorts.

Das Ziel ist es, je nach Alter günstige Atemtechniken zu erlernen, spielerisch-bewußt die Atemmechanik wahrzunehmen und atemerleichternde Körperstellungen zu trainieren: Für das Kindesalter eignen sich besonders der „Kutschersitz", die „Hängebauchlage", das „Päckchen" usw. Darüber hinaus gibt es Ausatemübungen wie das Sprechen von P-Lauten beim Bewegungsspiel oder die „Lippenbremse". Mit den Übungen beginnt man am besten unter fachkundiger Anweisung im beschwerdefreien Zustand. Die richtige Atemtechnik kann auch später bei Atemnot hilfreich sein. Im schweren Asthmaanfall sind krankengymnastische Übungen in keinem Fall ausreichend. Die Atemgymnastik ist nicht als Konkurrenz zur Behandlung mit Medikamenten aufzufassen, sondern als deren Ergänzung und Teil eines einheitlichen Plans.

4.4 Psyche und Asthma

Atemnot ruft Spannung und Angst beim Patienten (und dessen Umgebung) hervor. Angst ist selbst ein starker Asthma-Auslösereiz. Nur zu leicht entsteht daraus ein „Teufelskreis". Man hat dies schon früh bemerkt und in der Vergangenheit, als man wenig von Lungenfunktion und Allergien wußte, die Ursache des Asthma bronchiale in der Psyche des Patienten gesehen. Mittlerweile ist diese Auffassung zwar überholt, einige Nachwirkungen haben sich

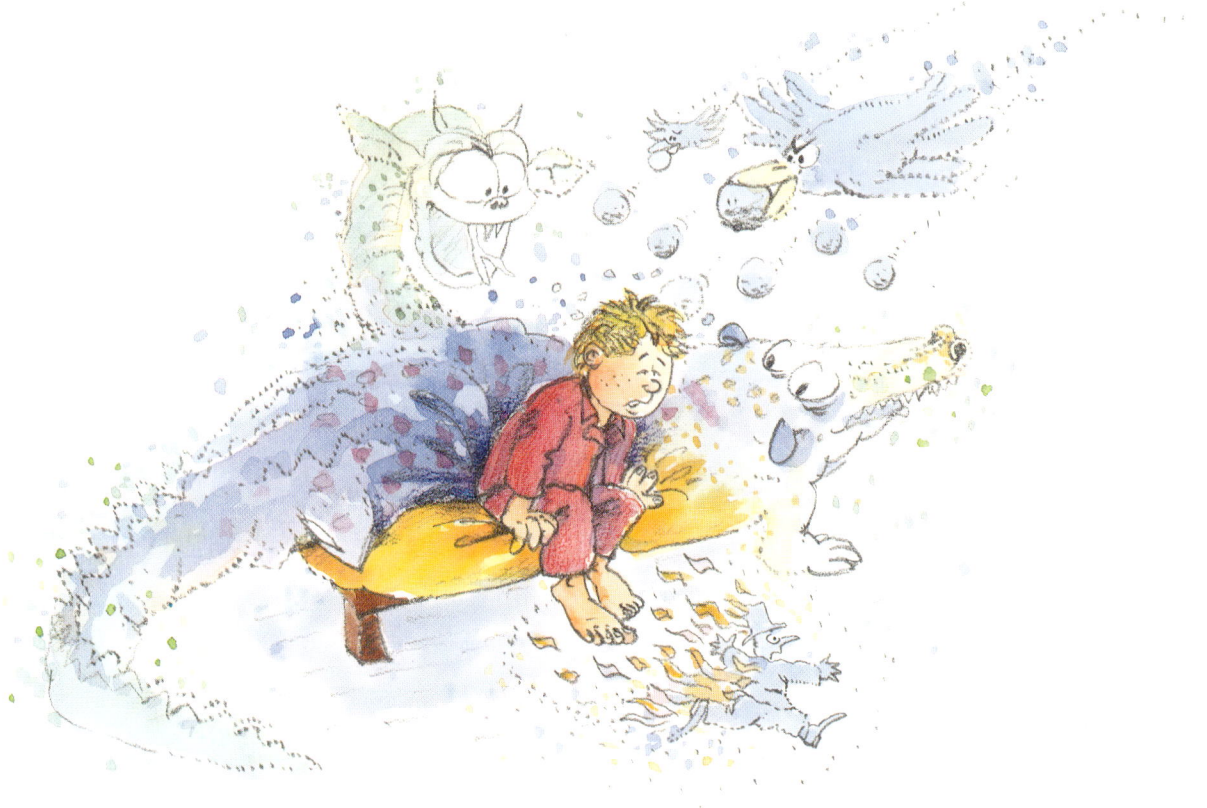

aber bis heute gehalten. Man kann sie in Sprüchen wie „laß Dich nicht so gehen" im Umgang mit Asthmapatienten erkennen. Diese oder ähnliche Bemerkungen sind bestenfalls in der Lage, Angst zu verstärken. Vielleicht äußert sich so auch die Besorgnis, der Patient könne die Erkrankung zur Durchsetzung eigener Interessen nutzen. Dies ist im Kindesalter jedoch extrem selten.

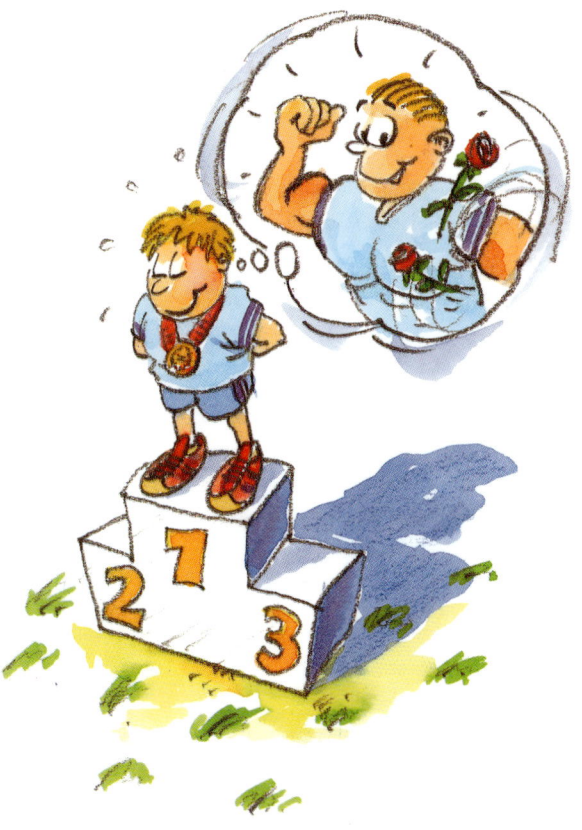

Das wirkungsvollste Mittel, den „Teufelskreis" zu durchbrechen, ist Sicherheit im Umgang mit dem Asthma bronchiale auch unter Belastungssituationen. Es ist ein gutes Gefühl, auftretende Schwierigkeiten rechtzeitig erkennen zu können und ihnen gewachsen zu sein. Zum intensiven Erfahrungsaustausch wurden vielerorts „Patientenschulungen"

eingerichtet. Dies sind keine trockenen Lehrveranstaltungen. Vielmehr erfahren Patienten und ihre Angehörigen im Umgang mit Ärzten, Psychologen, Atemtherapeuten, Schwestern oder Pflegern, daß große Teile der Therapie unproblematisch sind oder sogar Spaß machen können. Der Arzt lernt seinerseits Schwierigkeiten mit der Behandlung zu verstehen. Erfahrungsgemäß treten insbesondere bei Heranwachsenden Fragen nach der Notwendigkeit einer regelmäßigen Therapie auf. Diese Altersgruppe ist statistisch besonders durch schwere Anfälle und Komplikationen gefährdet.

In einigen Fällen wirken sich autogenes Training und Suggestion, die das Gefühl von Entspannung und Sicherheit vermitteln, hilfreich aus. Obwohl Asthma allein wohl kein Grund zur Einleitung einer Familientherapie sein dürfte, kann die Lösung vorbestehender Probleme, die sich unter dem Druck einer schweren Erkrankung zur Zerreißprobe entwickeln, auch einen günstigen Einfluß auf die Behandlung des Asthma haben. „Psychopharmaka" oder Beruhigungsmedikamente haben keinen Platz in einer zeitgemäßen Asthmatherapie.

4.5 Den Notfall „planen"

„Krisensituationen" sollte man vorbereitet gegenüber stehen. Das „Frühwarnsystem" Peak flow wurde bereits vorgestellt (s. Abschn. 2.5). Bei kleineren Kindern sind es „klinische Warnsignale", die einen schweren Anfall ankündigen (s. Abschn. 4.1). Notfälle haben die unangenehme Eigenschaft, gewöhnlich unter ungünstigen Umständen aufzutreten. Es ist hilfreich, wenn man das Verhalten mit dem Kinderarzt vorher durchspricht. Genauso wichtig ist es, die Medikamente verfügbar zu haben und die Dosis zu kennen (von Zeit zu Zeit anpassen lassen).

Vorschlag für einen „Krisenplan":

KRISENPLAN!

1. Ein β_2-Mimetikum ist wegen der „Sofortwirkung" das Mittel der 1. Wahl (s. Abschn. 3.3.1). Man benutzt ein Inhaliergerät oder eine Inhalationshilfe (s. Abschn. 3.2). Falls die Besserung nicht innerhalb weniger Minuten eintritt, kann während einer akuten, sehr schweren Attacke häufiger als üblich inhaliert werden.

2. Geben Sie Kortikosteroide als Tabletten oder, falls nicht anders möglich, als Zäpfchen. Die Dosis beträgt z. B. mindestens 2 mg Prednisolon pro kg Körpergewicht (s. Abschn. 3.4).

3. Falls Theophyllin noch nicht im Therapieplan enthalten sein sollte, wirkt es in flüssiger Form z. B. aus Ampullen oder als Tropfenform innerhalb einer Stunde (s. Abschn. 3.3.2). Dosis vorher festlegen lassen!

In der Schulung lernen die Kinder den folgenden „Notfallvermeidungsplan", der auch selbständig durchgeführt werden kann:

Beschwerden und Peak flow um 25 % erniedrigt:
1. Inhalieren mit dem β_2-Mimetikum,
2. Entspannen (therapeutische Körperhaltung),
3. nach 10 min Peak flow wiederholen.

Besserung um 50 l/min oder Normalisierung: o. k.

Keine Besserung: Kortikosteroidtabletten oder -zäpfchen, dann 1–3 wie oben.

Besserung um 50 l/min oder Normalisierung: heute o. k., Rücksprache mit dem Arzt in der nächsten Sprechstunde.

Keine Besserung: sofort in die Klinik fahren!

Kortikosteroidsprays und Cromoglycinsäure bringen jetzt keine Hilfe. Ihre Anwendung im Anfall ist pure Zeitverschwendung. Wenn nach der Inhalation des β_2-Mimetikums eine Besserung eintritt, kann die Therapie im üblichen Rhythmus fortgeführt werden. Nehmen Sie (zumindest telefonisch) mit Ihrem behandelnden Arzt Kontakt auf. Er wird das Kind möglicherweise sehen wollen und die Nachbehandlung mit Ihnen besprechen. Im Vordergrund steht jetzt, Rückfälle zu verhindern und die vorbeugende Behandlung wirkungsvoller zu gestalten.

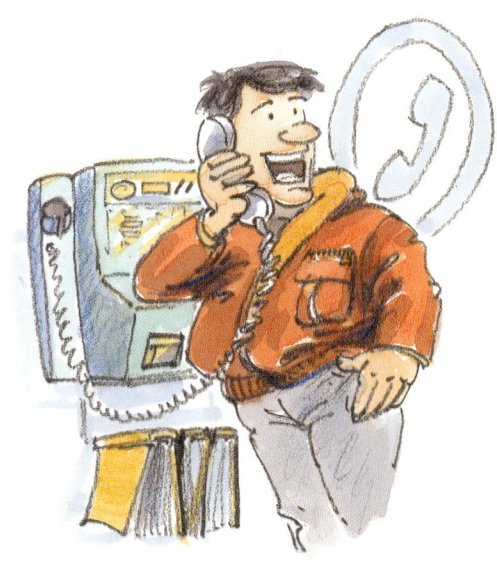

Wenn die Behandlung einer Attacke allerdings nicht schnell „anspricht", versuchen Sie rasch, einen Arzt zu erreichen. Am besten besprechen Sie auch diese Situation bereits vorbeugend mit dem Kinderarzt und der Ambulanz der Klinik in der Spezialsprechstunde. Insbesondere an Wochenenden entstehen Probleme. Der Notdienst ist gewöhnlich stark belastet und findet sich mit der Situation von Kindern mit Asthma bronchiale nicht immer schnell zurecht. Um keine Zeit zu verlieren, ist es am besten, direkt ins Krankenhaus zu gehen. Im Zweifelsfall lieber einmal zuviel in die Klinik fahren. Geben Sie bereits vor der Abfahrt Kortikosteroidtabletten oder -zäpfchen und lassen Sie das Kind, während Sie die Vorbereitungen treffen, mit einem β_2-Mimetikum inhalieren. Setzen Sie sich mit dem Krankenhaus telefonisch in Verbindung oder bitten Sie einen Nachbarn anzurufen. Weisen Sie auf wichtige Zeichen wie Luftnot hin. Teilen Sie gleich mit, ob Ihr Kind schon einmal im Krankenhaus wegen Asthma war und wann zuletzt, damit man sich schon mal um die Unterlagen kümmern kann. Nehmen Sie die Medikamente und v. a. auf Reisen Kopien wichtiger Befunde mit. Notieren Sie, wieviel Sie wann von welchem Medikament gegeben haben. Sie verkürzen so die Zeit bis zum effektiven Behandlungsbeginn.

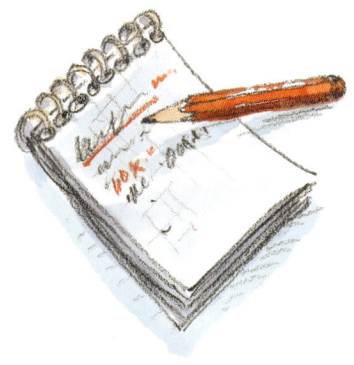

4.6 Was tun, wenn Sie auf sich allein gestellt sind?

Stellen Sie sich vor, ihr Kind hat einen Asthmaanfall auf einer einsamen Insel. Es besteht in der nächsten Zeit keine Möglichkeit, mit einem Arzt Kontakt auf-

zunehmen. Sie müssen somit selbständig damit fertig werden. Die erste Voraussetzung ist, daß die Medikamente verfügbar und einsatzfähig sind. Vor Reiseantritt checken! Darüber hinaus ist die Notbehandlung rechtzeitig zu beginnen:

1. Inhalationen von β_2-Mimetika (mit Inhaliergerät oder Inhalationshilfe, s. Abschn. 4.5).
2. Kurzbehandlung mit Kortikosteroidtabletten: Die volle Wirkung tritt erst nach 6–12 h ein. Daher frühzeitig anfangen. Das folgende Dosierungsschema ist auf eine Woche begrenzt. Genannt ist die Zahl der Tabletten (zu je 5 mg Prednisolon) pro Tag, aufgeteilt auf eine Morgen-, Mittags- und Abenddosis.
   Bei älteren Kindern kann man die Anfangsdosis noch höher wählen. Wenn keine Besserung eintritt, Dosis am nächsten Tag beibehalten oder erhöhen.
3. Einleitung einer Theophyllintherapie (Art und Dosierung vorher vom Arzt festlegen lassen).

Rechtzeitig versuchen, Telefonkontakt zu einem Arzt herzustellen und organisatorische Vorbereitungen für eine Fahrt ins Krankenhaus treffen! Ausreichende Weiterbehandlung und vorbeugende Therapie sichern!

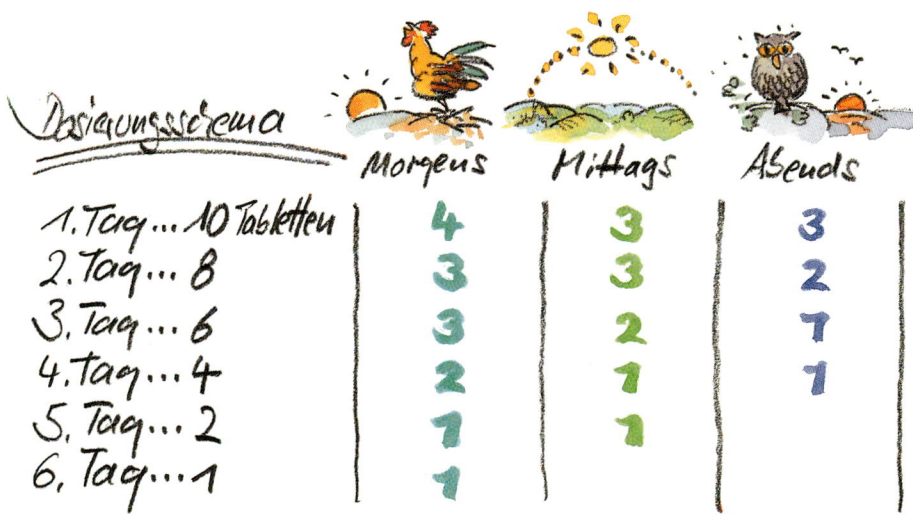

5 Anhang

Akut: Plötzlich

Allergen: Stoff, der zu einer Überempfindlichkeit führt

Allergie: Überempfindlichkeit, überschießende Immunantwort

Allergisch: 1. Durch eine Überempfindlichkeit bedingt, 2. überempfindlich

Ambulant: Betreuung des Patienten ohne Krankenhausaufenthalt

Anamnese: Krankengeschichte

Anstrengungsasthma:

Antibiotikum: Biologischer Wirkstoff gegen Krankheitserreger, v. a. Bakterien

Asthmaanfall: Im strengen Sinne länger als 6 Stunden dauernde Atemnot bei Asthma

β_2-Mimetikum

Bakterien: Einzellige Kleinlebewesen, die Krankheiten verursachen können

Bronchiektasen: Entzündliche sackförmige Erweiterung der Bronchien

Bronchien: Mehrzahl von Bronchus, d. h. Atemwege

Bronchiolitis: Entzündung der Bronchiolen (meist im 1. und 2. Lebensjahr mit erschwerter Ausatmung und Überblähung)

Bronchiolus: Bronchiole, kleiner Bronchus

Bronchitis: Entzündung der Bronchien, insbesondere der Schleimhäute;

akute B.: Beschwerden 7–14 Tage

chronische B.: Beschwerden über 8–12 Wochen

obstruktive B.: Entzündung mit Verengung der Atemwege

Bronchodilatatoren: Bronchialerweiternde Medikamente, v. a. Theophyllin und β_2-Mimetika

Bronchus: Atemweg, Mehrzahl Bronchien

Chronisch: Langdauernd

Cromoglycinsäure

Depot: Vorrat, bei Medikamenten lange Wirkung durch langsame Freisetzung nach hochdosierter Einmalgabe

Diagnose: Name einer Krankheit

Diagnostik: Untersuchung(en) zur Abklärung einer Krankheit

DNCG: Abkürzung für Cromoglycinsäure

Dosierung: Berechnung der Menge, die von einem Arzneimittel gegeben werden soll

Dosieraerosol: Spray

Dosis: Menge eines Medikaments, die bei einer Anwendung oder in einer bestimmten Zeit gegeben wird

Emphysem: Lungenüberblähung mit Elastizitätsverlust und Zerstörung der Stützwände zwischen Alveolen

Entzündung: lokale Reaktion des Gewerbes mit Zellschädigung, Durchblutungssteigerung, Undichtigkeit der Blutgefäße und Einwanderung von körpereigenen weißen Blutzellen; bezogen auf die Bronchialwand: mit vermehrter Schleimabsonderung

Eosinophile: Weiße Blutkörperchen, die an der allergisch bedingten Entzündung z. B. der Atemwege beteiligt sind

Exspiration: Ausatmung

FEV: Sekundenkapazität

Giemen: Pfeifendes Atemgeräusch

Hauttest

Hyposensibilisierung: Stufenweise Gewöhnung des Körpers an Allergene durch dosiert gesteigerte Zufuhr kleiner Allergenmengen

Immunglobuline: Abwehrstoffe aus Eiweiß, von weißen Blutzellen (Lymphozyten) zur Bekämpfung von körperfremden Stoffen oder Erregern gebildet

IgE: Immunglobuline der Klasse E, an allergischen Reaktionen beteiligt

Infektion: Beeinträchtigung von Körperfunktionen durch Bakterien, Viren oder Pilze; führt zur Entzündung

Inhalation: Einatmen von zerstäubten Lösungen u. a. zu Behandlungszwecken

Inhalator: Gerät zur Erzeugung eines Tröpfchennebels

Inspiration: Einatmung, im Gegensatz zur Ausatmung

Insuffizienz: Unzureichende Funktionsfähigkeit

Hausstaub

Karenz: Vermeidung von Auslösern, Fernhalten von Allergenen zur Vorbeugung

Kombinationstherapie: Gleichzeitige Verwendung unterschiedlich wirkender Medikamente

Kompensation: Ausgleich einer Funktionsminderung durch Verstärkung einer anderen Tätigkeit

Komplikation: Zusatzerkrankung

Kortikosteroide

Kumulation: Anhäufung (z. B. von Medikamenten, Wirkstoffen)

Latenz: Zeitraum vom Kontakt bis zum Eintreten der Wirkung (z. B. eines Medikamentes oder Allergens)

Leukozyten: Weiße Blutkörperchen, Entzündungszellen

Lungenfunktion

Lymphozyten: Weiße Blutkörperchen, Abwehrzellen

Mastzellen: Weiße Blutkörperchen, Entzündungszellen

Milben

Obstruktion: Verengung, Verlegung

Oral: Durch den Mund (z. B. bei Medikamentenaufnahme)

Organ: Körperteil mit bestimmter Funktion (z. B. Herz, Lunge, Niere etc.)

Peak flow: Atemspitzenstoß

Pollen

Parasympathikus: Teil des vegetativen Nervensystems, verkrampft die Bronchien

Prognose: Vorhersage des weiteren Krankheitsverlaufs

Prophylaxe: Vorbeugung

Provokationstest: Empfindlichkeitsprüfung eines Organs mit Reizstoffen wie z. B. Allergenen

Rauchen

Residualvolumen: Luft, die nach „vollständiger" Ausatmung in der Lunge verbleibt

Retard-Form: Arzneimittelzubereitung, die den Wirkstoff langsam freisetzt

Rezidiv: Rückfall

Rezidivierend: Wiederholt

Schmerzmittel

Schule

Sekret: Schleim, Auswurf

Spiegelbestimmung: Messung des Wirkspiegels eines Medikaments, z. B. von Theophyllin

Spirometer: Lungenfunktionsmeßgerät

Sport

Status asthmaticus: Schwerer Asthmaanfall, der lange Zeit nicht auf Medikamente anspricht

Stethoskop: Hörrohr des Arztes

Stridor: „Ziehendes" Geräusch bei erschwerter Atmung

Studien: Wissenschaftliche Untersuchungen, u. a. um neue Behandlungsverfahren zu erarbeiten

Superinfektion: Erkrankung durch Viren und Bakterien gleichzeitig

Symptom: Krankheitszeichen

Sympathikus: Teil des vegetativen Nervensystems, erweitert die Bronchien

Systemisch: im Gegensatz zu örtlich, lokal; Behandlung mit Tabletten oder Infusionen

Theophyllin

Therapie: Behandlung

Urlaub

Vegetatives Nervensystem: Unserem Willen entzogen und durch andere Sinnenreize (z. B. Schmerz, Angst) gesteuert

Viren: Kleinstlebewesen, die durch Antibiotika

nicht im Wachstum gehemmt werden (z. B. Grippe-virus)

Vitalkapazität

Volumen: Inhalt

Zyanose: Blaufärbung, z. B. der Lippen

5.2 Hilfreiche Adressen

Allergie-Hotline Berlin
Telefon (030) 45066417

Arbeitsgemeinschaft Allergiekrankes Kind e. V.
Hauptstraße 29
35745 Herborn
Telefon (02772) 928730
Telefax (02772) 928728

Deutscher Allergiker- und Asthmatikerbund e. V.
Hindenburgstraße 110
41061 Mönchengladbach
Telefon (02161) 183024

Deutsche Hilfsorganisation Allergie und Asthma e. V.
Bonusstraße 32
21079 Hamburg
Telefon (040) 7631322
Telefax (040) 7631339

Deutsche Liga zur Bekämpfung
der Atemwegserkrankungen e. V.
Burgstraße 12
33175 Bad Lippspringe
Telefon (05252) 954505
Telefax (05252) 954506
Mailbox (05252) 99934 (Modem)
        (05252) 99935 (ISDN)

Allergie-, Dokumentations-
und Informationszentrum
Burgstraße 12
33175 Bad Lippspringe
Telefon (05252) 954500 und 954502
Telefax (05252) 954501

Deutscher Verband für Gesundheitssport
und Sporttherapie e. V.
Sektion Atemwegserkrankungen
Vogelsanger Weg 48
50354 Hürth-Efferen
Telefon (02233) 65017/18
Telefax (02233) 64561

5.3 Wichtige Telefonnummern

(Bitte selbst ergänzen)

Ozonwarndienst: Auskunft gibt das zuständige Gesundheitsamt

Krankenhaus:

Hausarzt:

Springer
und
Umwelt

Als internationaler wissenschaftlicher
Verlag sind wir uns unserer besonderen
Verpflichtung der Umwelt gegenüber
bewußt und beziehen umweltorientierte
Grundsätze in Unternehmens-
entscheidungen mit ein. Von unseren
Geschäftspartnern (Druckereien,
Papierfabriken, Verpackungsherstellern
usw.) verlangen wir, daß sie sowohl
beim Herstellungsprozess selbst als
auch beim Einsatz der zur Verwendung
kommenden Materialien ökologische
Gesichtspunkte berücksichtigen.
Das für dieses Buch verwendete Papier
ist aus chlorfrei bzw. chlorarm
hergestelltem Zellstoff gefertigt und im
pH-Wert neutral.

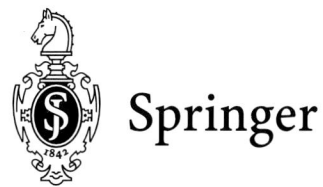

Springer